食事療法おいしく続けるシリーズ

おかずレパートリー
胃・十二指腸潰瘍

女子栄養大学出版部

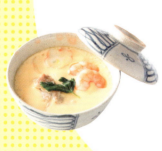

はじめに

胃潰瘍や十二指腸潰瘍は一度治っても再発することが多い病気です。治療後も長期にわたってつき合っていかなければならないことが少なくありません。再発の予防には食事を中心とした生活改善が重要です。

この本を手にした方は、ご自身がまたはご家族に胃腸の調子が悪い方がおいでになり、食事に困っているのではないかと思います。

胃腸の調子が悪い時は食欲がなく、食事作りをする気にもならないのが本音ではないでしょうか。消化のよいものをとればよいことはわかっていても、どんなものがよいのか、どんな料理を作ったらよいのか悩みますね。

消化のよいものとして、だれもがいちばんに思い浮かべるのはおかゆです。しかし、おかゆだけでは栄養がしっかりとれず、体力の回復にはいたりません。

この本を通して食品の選択方法や料理の組み合わせ方、調理方法などを学び、役立てていただけたらうれしく思います。

また、同じ食材でも圧力なべを使用したり、麹《こうじ》や酵素を利用することで食品がやわらかくなり、消化もしやすくなります。このような調理方法についても紹介をしています。

私自身もストレスからか胃腸の調子が悪く、食事作りがつらいときがあります。そんなときに常備している料理があるととても便利で助かります。そこで、日頃より常備でき、手軽に利用できる料理も加えてみました。

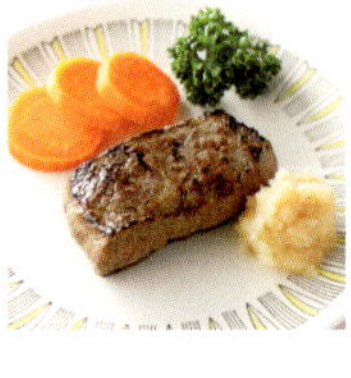

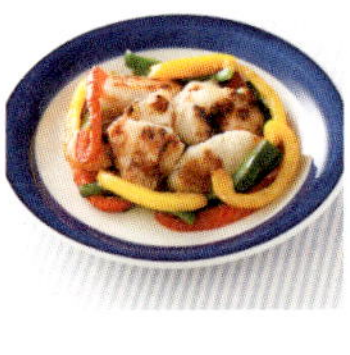

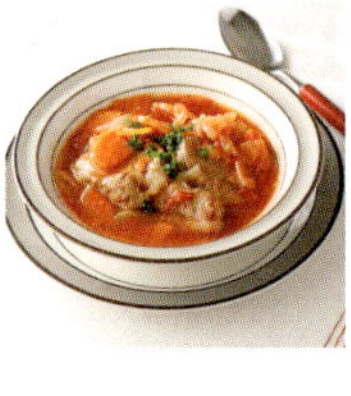

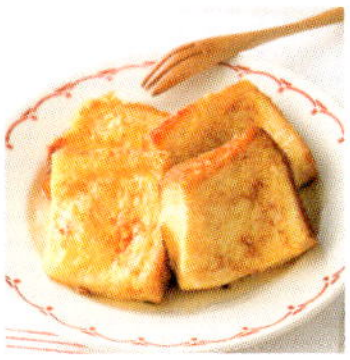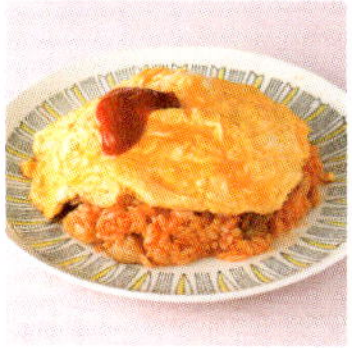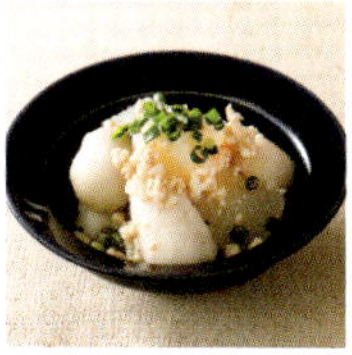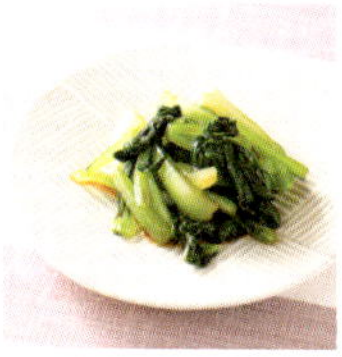

食欲がない時は見ためや香りが大切です。目で見て美しく、食材の香りを楽しむことができるようなメニューをたくさん用意しましたので、参考になれば幸いです。

病状が回復しても栄養価が高く消化のよい食事を心がけるようにしてください。胃や十二指腸の粘膜を再生する材料となる良質なたんぱく質とエネルギーを十分とり、できるだけ胃の安静を保つため、胃の中に長時間残っているような消化の悪いものを避けるようにしましょう。

食事の内容ばかりでなく、3回の食事を規則正しくとり、暴飲暴食を避けることも大切です。また、強いストレスがかかると胃粘膜の血流が悪くなり、胃酸の分泌が促進するため、潰瘍になりやすい状態になります。ストレスをためないように心をコントロールすることも必要でしょう。

食卓に花を飾ったり、食器や食材で季節感を出したり、好きな音楽を流したり、楽しい会話で食事の環境作りを整えてみませんか？

楽しく、おいしい食事がきっとあなたを笑顔にしてくれるでしょう。

食事は元気の源です。本書により胃腸病で悩んでいらっしゃる一人でも多くの方が元気になってくださることを心より祈ります。

管理栄養士　髙橋徳江

もくじ

1章

胃潰瘍・十二指腸潰瘍の病気と食事の基礎知識

2章

調理法別! おいしくてやわらかい肉、魚のおかず

3章 豆腐、卵のおかず

4章 簡単&作り置き野菜のおかず

5章 ごはん、めん、パン、間食

本書の使い方

レシピについて

1人分のエネルギー、たんぱく質、塩分を紹介
くわしくは栄養成分値一覧（P92～）を参照

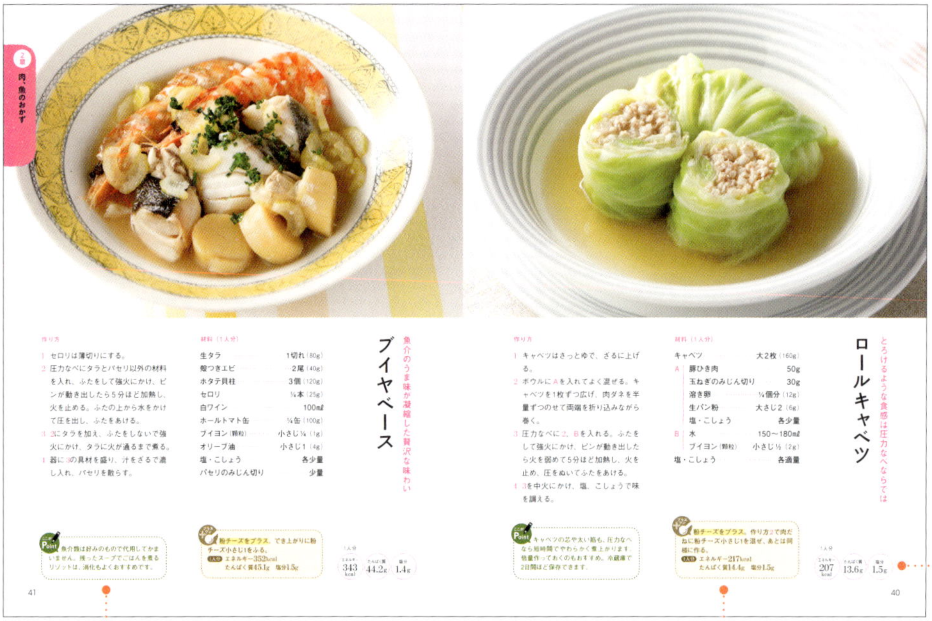
肉、魚のおかず

ロールキャベツ
とろけるような食感は圧力なべならでは

材料（1人分）

キャベツ	大2枚（160g）
A 豚ひき肉	50g
A 玉ねぎのみじん切り	30g
A 溶き卵	¼個分（12g）
A 生パン粉	大さじ2（6g）
A 塩・こしょう	各少量
B 水	150～180mℓ
B ブイヨン（顆粒）	小さじ½（2g）
塩・こしょう	各適量

作り方

1 キャベツはさっとゆで、ざるに上げる。
2 ボウルにAを入れてよく混ぜる。キャベツを1枚ずつ広げ、肉ダネを半量ずつのせて両端を折り込みながら巻く。
3 圧力なべに2、Bを入れる。ふたをして強火にかけ、ピンが動き出したら火を弱めて5分ほど加熱し、火を止め、圧をぬいてふたをあける。
4 3を中火にかけ、塩、こしょうで味を調える。

ここがPoint キャベツの芯や太い筋も、圧力なべなら短時間でやわらかく煮上がります。倍量作っておくのもおすすめ。冷蔵庫で2日間ほど保存できます。

粉チーズをプラス。作り方2で肉だねに粉チーズ小さじ1を混ぜ、あとは同様に作る。
1人分 エネルギー217kcal たんぱく質14.4g 塩分1.5g

1人分 エネルギー 207kcal たんぱく質 13.6g 塩分 1.5g

40

ブイヤベース
魚介のうま味が凝縮した贅沢な味わい

材料（1人分）

生タラ	1切れ（80g）
殻つきエビ	2尾（40g）
ホタテ貝柱	3個（120g）
セロリ	¼本（25g）
白ワイン	100mℓ
ホールトマト缶	¼缶（100g）
ブイヨン（顆粒）	小さじ¼（1g）
オリーブ油	小さじ1（4g）
塩・こしょう	各少量
パセリのみじん切り	少量

作り方

1 セロリは薄切りにする。
2 圧力なべにタラとパセリ以外の材料を入れ、ふたをして強火にかけ、ピンが動き出したら5分ほど加熱し、火を止める。ふたの上から水をかけて圧を出し、ふたをあける。
3 2にタラを加え、ふたをしないで強火にかけ、タラに火が通るまで煮る。
4 器に3の具材を盛り、汁をざるで濾し入れ、パセリを散らす。

ここがPoint 魚介類は好みのもので代用してかまいません。残ったスープでごはんを煮るリゾットは、消化もよくおすすめです。

粉チーズをプラス。でき上がりに粉チーズ小さじ1をふる。
1人分 エネルギー352kcal たんぱく質45.1g 塩分1.5g

1人分 エネルギー 343kcal たんぱく質 44.2g 塩分 1.4g

41

ここがPOINT

胃腸への影響を考えた料理の
工夫や栄養面の特徴などを紹介

プラスワンスプーン

材料表の食材以外に、すりごま、スキムミルク、粉チーズ、きな粉などを適量かけたり、混ぜたりすることで、栄養価をアップさせるアイデアを紹介

- 食品（肉、魚介、野菜、くだものなど）の重量は、特に表記がない場合は、すべて正味重量です。
  正味重量とは、皮、骨、殻、芯、種など、食べない部分を除いた、実際に口に入る重量のことです。
- 材料の計量は、標準計量カップ・スプーンを使用しました。大さじ1＝15mℓ、小さじ1＝5mℓ、1カップ＝200mℓが基準です。
- フライパンはフッ素樹脂加工のものを使用しました。
- 電子レンジは、600Wのものを使用しました、お使いの電子レンジのW数がこれより小さい場合は加熱時間を長めに、大きい場合は短めにしてください。
- だしはこんぶやカツオ節でとったものです。だしのもとを使ってもかまいません。

1章

胃潰瘍・十二指腸潰瘍の病気と食事の基礎知識

胃潰瘍・十二指腸潰瘍などの消化性潰瘍にかかる日本人は、近年減っているとはいえ、平成23年の調査で、今も40万人ほどの患者さんがいます。胃や十二指腸に、どうして潰瘍ができるのか。胃腸に負担をかけない消化のよいものとは、具体的になんなのか。

ここでは、胃・十二指腸潰瘍について疑問に感じることにお答えします。豊かな食生活を送りながら、回復を目指しましょう。

潰瘍ってなぜできるの？

おもな原因はピロリ菌感染と非ステロイド性消炎鎮痛薬

攻撃因子が強いと粘膜を傷つける

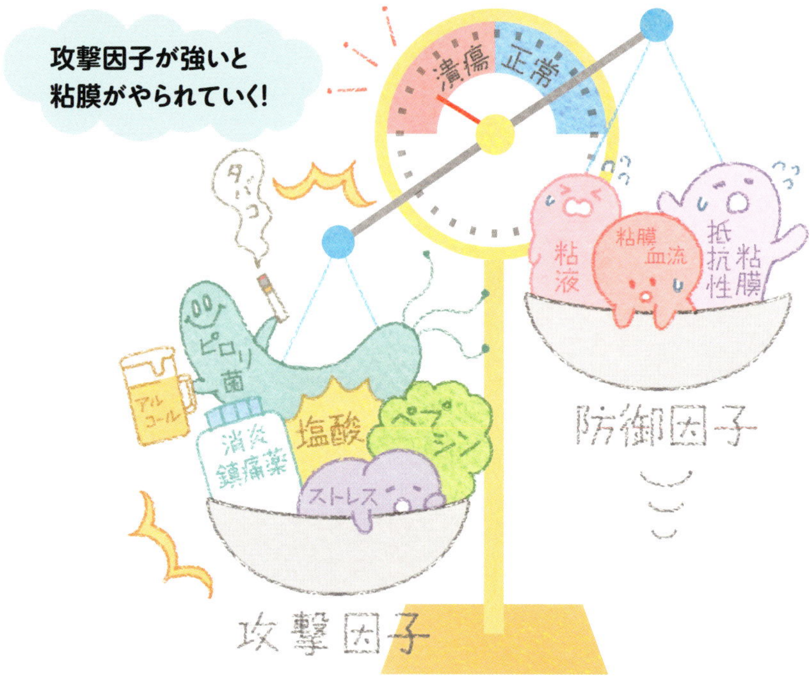

攻撃因子

粘膜の攻撃因子の最大のものはピロリ菌。非ステロイド性消炎鎮痛薬、胃酸や消化酵素のペプシンも粘膜の攻撃因子となる。アルコール、タバコの煙、ストレスなども若干関与するとみられる。

防御因子

粘膜を保護する防御因子には、胃酸や消化酵素のペプシンから粘膜細胞を守る粘液（粘膜から分泌される液）、粘液を分泌する細胞を正常に保つ粘膜血流、攻撃因子に対する粘膜の抵抗性などがある。

ピロリ菌の感染部位が広がると潰瘍の原因に

胃や十二指腸の壁は、強い塩酸を含む胃液でも溶かされないよう、粘膜血流や粘液などのさまざまな防御因子で守られています。潰瘍は、強い攻撃因子が現れ、防御因子とのバランスが崩れて粘膜が傷つくことでできると考えられています。おもな攻撃因子は、ピロリ菌感染の影響と非ステロイド性消炎鎮痛薬などが挙げられます。

ピロリ菌は、近年の胃潰瘍患者の80〜90%、十二指腸潰瘍の患者の90%以上が感染しており、主要な原因と考えられています。

胃の粘膜は、ピロリ菌に感染すると炎症を起こします。数週間から1か月で胃粘膜全体に広がり、慢性胃炎（ヘリコバクター・ピロリ感染胃炎）となります。この状態が続くと、胃潰瘍、十二指腸潰瘍などを引き

ピロリ菌に要注意!

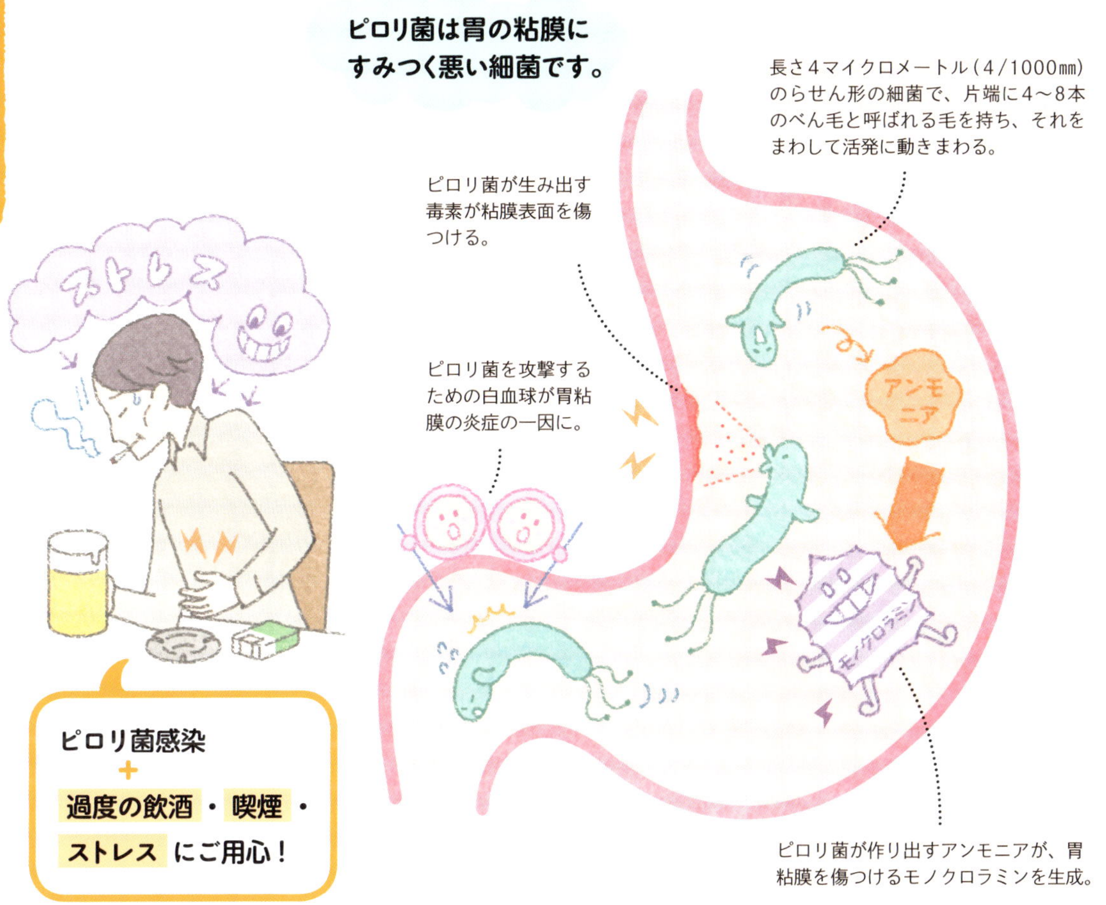
ピロリ菌は胃の粘膜にすみつく悪い細菌です。
長さ4マイクロメートル（4/1000㎜）のらせん形の細菌で、片端に4〜8本のべん毛と呼ばれる毛を持ち、それをまわして活発に動きまわる。
ピロリ菌が生み出す毒素が粘膜表面を傷つける。
ストレス
ピロリ菌を攻撃するための白血球が胃粘膜の炎症の一因に。
アンモニア
モノクロラミン
ピロリ菌感染
+
過度の飲酒・喫煙・ストレスにご用心！
ピロリ菌が作り出すアンモニアが、胃粘膜を傷つけるモノクロラミンを生成。

起こす原因となることがあります。

感染しても潰瘍になる人は2〜3％ですが、服薬で除菌することによって発症のリスクや再発を抑えることができます。

消炎鎮痛薬による潰瘍は、進行に気づきにくい

非ステロイド性消炎鎮痛薬は、アスピリンが最も有名ですが、かぜ薬や頭痛・腰痛などの鎮痛薬、低用量で血栓予防薬などにも用いられます。副作用として、胃酸の分泌が増えたりりするため、場合によっては、胃炎や胃潰瘍を起こす原因となります。この非ステロイド性抗炎症薬による潰瘍の特徴は症状が出にくいことです。気づかないうちに潰瘍が進行してしまうことも少なくありません。

このほかの要因として、過度の飲酒や喫煙、ストレスなどが挙げられます。ピロリ菌と無関係に潰瘍を起こす可能性は低いのですが、ピロリ菌感染とこれらの要因が重なると、潰瘍を起こす危険性は高まると考えられています。

食生活で胃腸をガード！

消化のよさは胃の滞留時間で決まる

胃腸をガードする5つのポイント

胃腸を守るために、食事のさいのちょっとした5つの注意点を習慣にしましょう。

①胃腸に負担をかけない食事をする。

Ｐ11～13を参照して、胃腸粘膜を刺激する食品も避けましょう。

②ゆっくりよく噛む。

よく噛まないと胃への負担が増大。箸置きを常備し、一口ごとに箸を置く習慣をつけましょう。

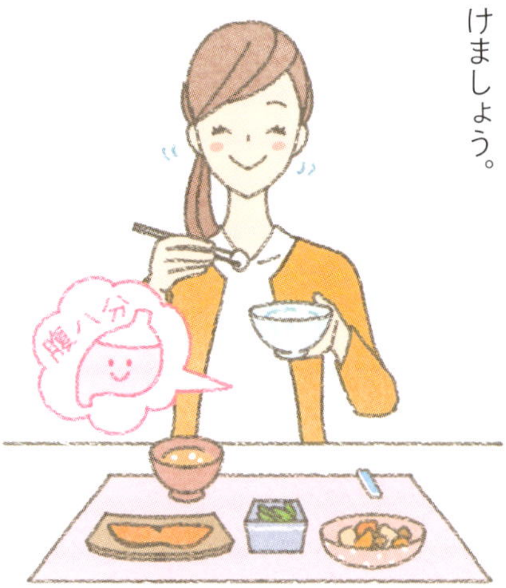

③規則正しく、腹八分目に。

胃が長時間カラになると胃壁が胃酸の影響で荒れやすくなります。食べすぎも胃腸を酷使する要因です。

④栄養バランスを考える。

胃腸粘膜の修復のために、たんぱく質、エネルギー、ビタミン、ミネラルを十分とりましょう。

⑤楽しく味わう。

胃粘膜の血流もよくなります。

食材選びと調理法で胃の滞留時間を短くする

胃腸に負担をかけないためには、消化・吸収に時間がかかりすぎない、胃腸粘膜を刺激したり胃酸を過剰に分泌させたりしない食事を心がけることが必要です。

栄養素の中でもっとも消化が速いのは糖質で、次がたんぱく質です。もっとも消化に時間がかかるのは油脂（脂質）です。食品の消化時間は栄養素の占める割合によって変わります。たとえば、糖質が主成分のごはんは消化が速く、バターなどの油脂や脂身の多い肉などは消化に時間がかかります。

さらに、調理法によっても変わります。一般に煮る、ゆでるなど水分と一緒に十分に加熱すると消化されやすくなり、肉や魚は焼きすぎると身がかたく締まって消化が悪くなります。卵は生より半熟のほうが速く消化されますが、しっかり火を通すと、逆に消化に時間がかかるようになります。油を使って調理するのも、消化に時間がかかります。

胃腸に負担をかけないためには、消化のよい食材を選ぶとともに、調理法にも工夫が必要です。消化をよくする調理法については、各章のはじめのページで紹介するので、参考にしてください。

食品・料理が胃の中にとどまる時間の目安（100gあたり）

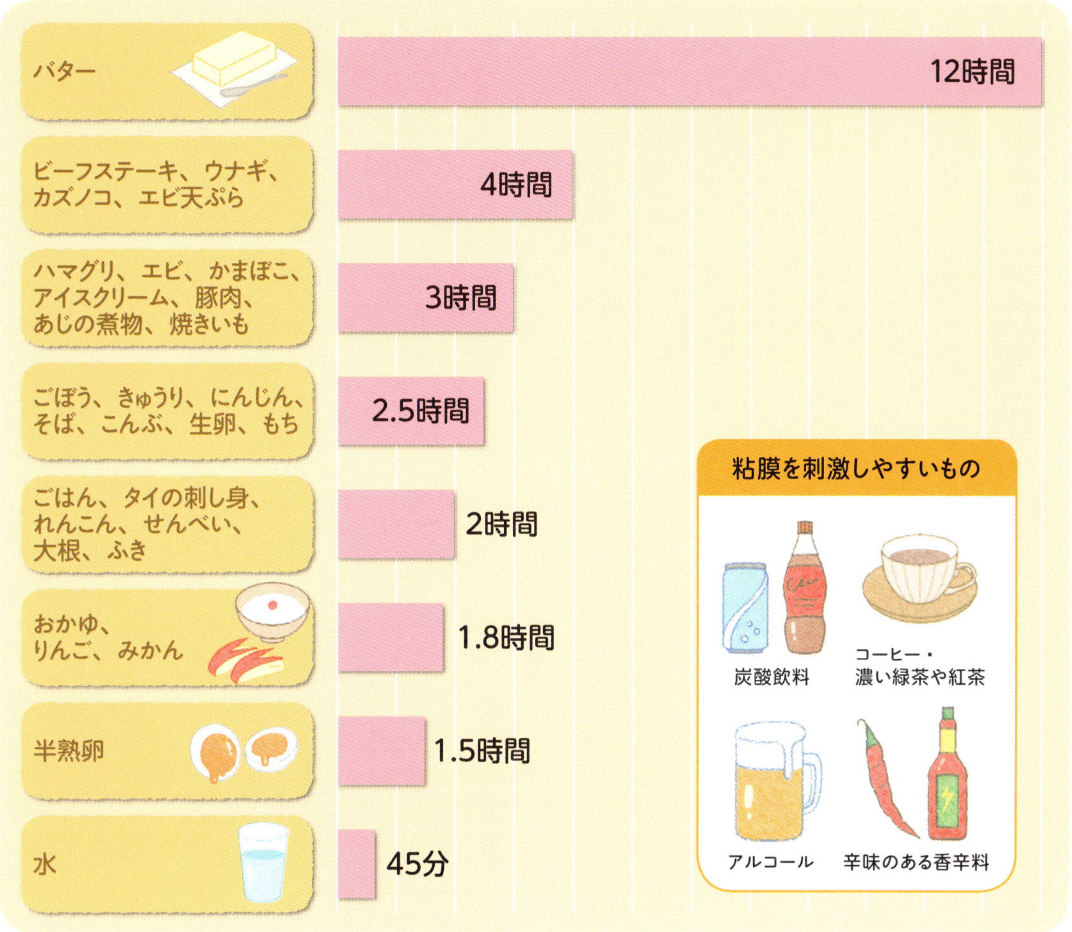
バター
12時間
ビーフステーキ、ウナギ、カズノコ、エビ天ぷら
4時間
ハマグリ、エビ、かまぼこ、アイスクリーム、豚肉、あじの煮物、焼きいも
3時間
ごぼう、きゅうり、にんじん、そば、こんぶ、生卵、もち
2.5時間
ごはん、タイの刺し身、れんこん、せんべい、大根、ふき
2時間
おかゆ、りんご、みかん
1.8時間
半熟卵
1.5時間
水
45分
粘膜を刺激しやすいもの
炭酸飲料
コーヒー・濃い緑茶や紅茶
アルコール
辛味のある香辛料

粘膜を刺激する辛味・酸味・アルコールなどは控えめに

辛味・酸味・塩味・甘味が強いものは胃腸粘膜に刺激となり、胃酸分泌を過剰にさせやすいので控えめにするほうがよいでしょう。アルコール、炭酸飲料、コーヒーや濃いお茶、極端に熱いものや冷たいものも粘膜を刺激しやすいので要注意です。また、食品ではありませんが、タバコも胃腸を荒らす大きな要因になります。

かくれ油脂に要注意!

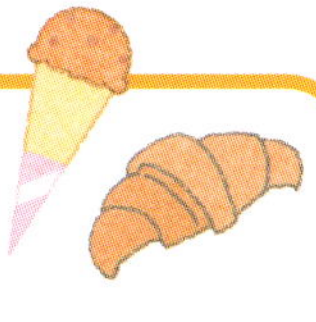

天ぷらや脂のしたたるステーキも要注意ですが、一見すると、油脂があまり多くないようにみえる食品や料理にも気をつけましょう。クロワッサンやデニッシュは食べ心地が軽いので気づきにくいですが、じつはバターなどの油脂がたっぷり。アイスクリームは口溶けがよく、胃腸の調子が悪いときについ食べたくなりますが、高脂肪のものは避けた方が安全です。

消化のいい食品が知りたい！

おすすめ食品と控えたい食品

穀類（ごはん、めん、パンなど）

エネルギー源となる糖質のほか、たんぱく質、ビタミンB群、食物繊維などを含み、消化のよい食品です。食物繊維の多い玄米ごはんや全粒粉のパン、油脂の多いラーメン、チャーハン、クロワッサンなどは控えめにしましょう。

卵・肉・魚・大豆製品・乳製品

たんぱく質が豊富で、粘膜の修復に役立ちます。代謝に必要なビタミンB群、亜鉛、鉄、カルシウムの供給源です。

●**卵**　栄養価が高く、消化もよい食品。

●**肉**　低脂肪な部位を選びましょう、鶏肉はささ身や皮なし、牛・豚肉はヒレやももがおすすめです。

●**魚**　手術後などは脂肪の少ない白身魚が安心。症状が安定していれば赤身、青背の魚も使えます。カキやホタテ貝以外の貝、イカ、タコ、さつま揚げは消化が悪いので控えます。

●**大豆製品**　豆腐、高野豆腐、湯葉、納豆、きな粉などは消化がよく、たんぱく質の供給源になります。油で揚げた厚揚げ、油揚げなどはとりすぎに注意。

●**乳製品**　牛乳、ヨーグルト、チーズはカルシウムやビタミンが豊富。胃酸を中和する働きがあるといわれ、乳脂肪は消化されやすいのが特徴です。

野菜・芋・海藻・くだもの

ビタミン、ミネラル、抗酸化成分、食物繊維が豊富です。

●**野菜**　緑黄色野菜は、粘膜の健康に関わるカロテンや、ビタミンC・Eが豊富。淡色野菜は加熱してやわらかくなるものを選びます。繊維がかたいものやにおいの強い野菜は控えめに。

●**芋**　消化によい糖質やビタミンが豊富。さつま芋や里芋は食物繊維が比較的多いので注意して。こんにゃくは消化されにくいので控えます。

●**海藻**　食物繊維が多いので控えます。

●**くだもの**　よく熟したものを皮や種を除いて使います。酸味の強いもの、強い酵素をふくむものの生食は控えましょう。

食事は１日４～５回に分けて

負担をかけずにとるには、３食のほかに１～２回の間食を組み入れ、１日４～５回食にすると無理がありません。

穀類

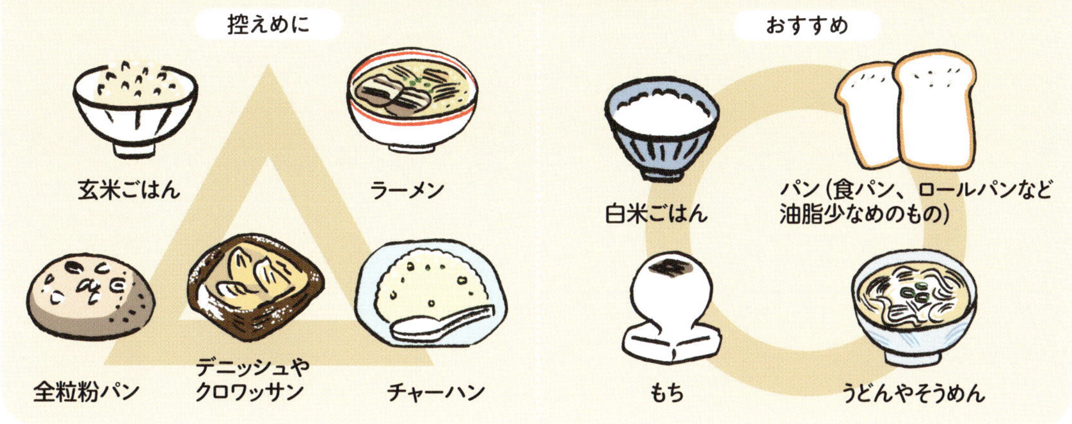

卵・肉・魚・大豆製品・乳製品

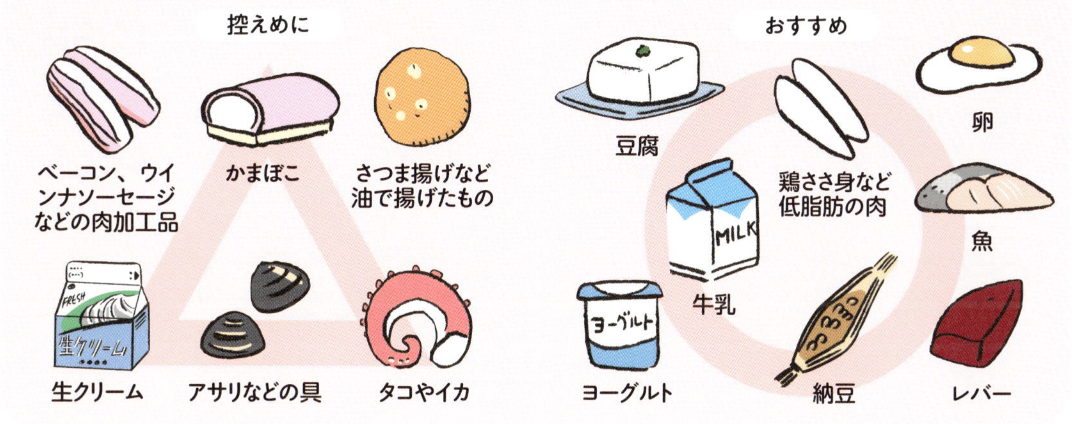

野菜・芋・海藻・くだもの

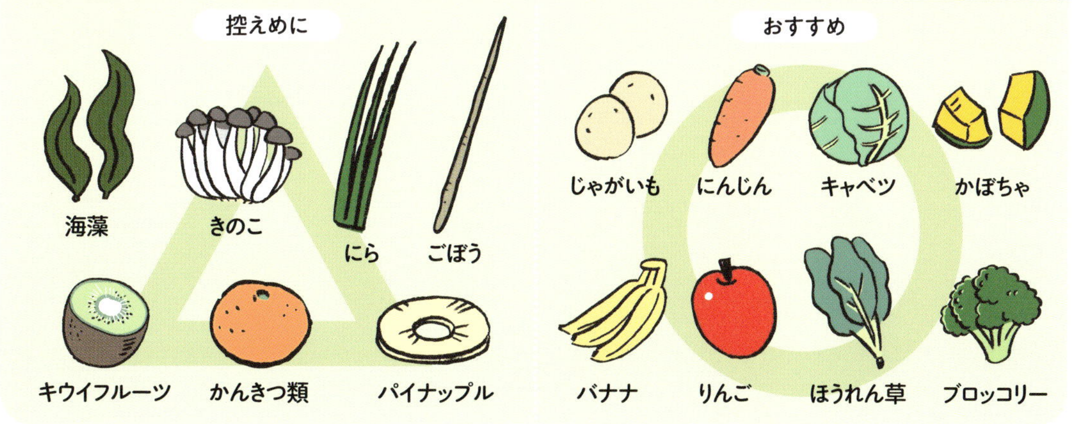

回復を促すために！

プラスワンスプーンで栄養価をアップ

「少しずつこまめに」で、負担をかけずに補給しましょう

粉チーズ

たんぱく質、カルシウムが豊富で、体の回復を助けます。脂質はありますが、脂っこくないので、食欲がなくてもとりやすいものです。

大さじ1▼6g

エネルギー	29kcal
たんぱく質	2.6g
脂質	1.8g
炭水化物	0.1g
食物繊維	0g

小さじ1▼2g

エネルギー	10kcal
たんぱく質	0.9g
脂質	0.6g
炭水化物	0g
食物繊維	0g

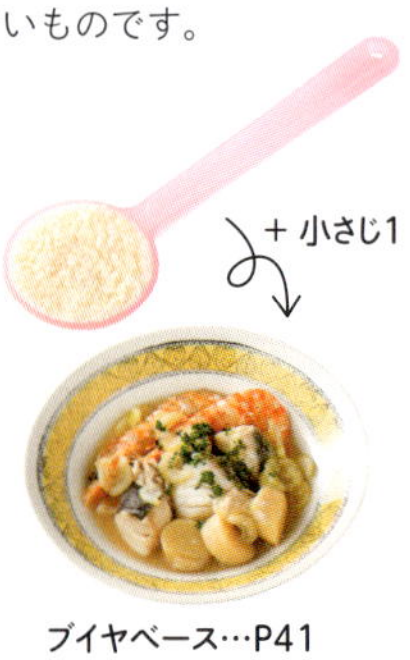

ブイヤベース…P41

すりごま

約20%がたんぱく質で、腸内環境を整えるのに役立つ食物繊維も豊富です。粒よりもすりごまのほうが消化吸収がよいのでおすすめです。

大さじ1▼6g

エネルギー	36kcal
たんぱく質	1.2g
脂質	3.3g
炭水化物	1.1g
食物繊維	0.8g

小さじ1▼2g

エネルギー	12 kcal
たんぱく質	0.4g
脂質	1.1g
炭水化物	0.4g
食物繊維	0.3g

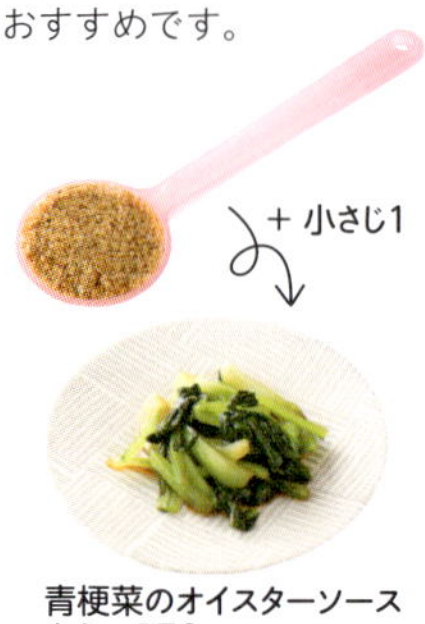

青梗菜のオイスターソースあえ…P70

きな粉

栄養や酸素を体全体に行き渡らせる働きがあるレシチンや、抗酸化作用のあるビタミンEのほか、食物繊維も豊富です。

大さじ1▼5g

エネルギー	23kcal
たんぱく質	1.8g
脂質	1.3g
炭水化物	1.4g
食物繊維	0.9g

小さじ1▼1.7g

エネルギー	8kcal
たんぱく質	0.6g
脂質	0.4g
炭水化物	0.5g
食物繊維	0.3g

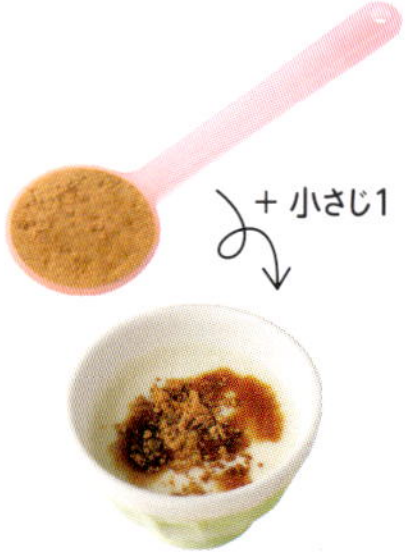

豆乳プリン…P85

スキムミルク

脂肪をほとんど含まないので、胃腸に負担をかけずにたんぱく質、カルシウム、ビタミンB群などの補給ができます。

大さじ1▼6g

エネルギー	22kcal
たんぱく質	2.0g
脂質	0.1g
炭水化物	3.2g
食物繊維	0g

小さじ1▼2g

エネルギー	7kcal
たんぱく質	0.7g
脂質	0g
炭水化物	1.1g
食物繊維	0g

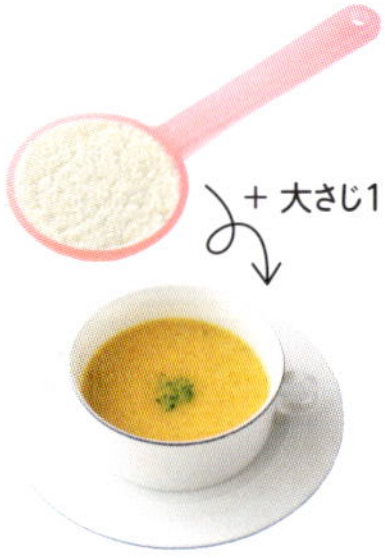

パンプキンポタージュ…P71

混ぜるだけ、かけるだけ 続けやすさも魅力です

胃潰瘍、十二指腸潰瘍などの治療中は、なるべく胃に負担をかけないように栄養をとることが大切です。また、胃腸が重い、痛いなどの不快な症状があったり、食欲がでないときはできるだけ効率よく栄養をとりたいもの。

そこでおすすめなのが、食事量を増やすのではなく、いつもの食事に栄養価の高いすりごま、スキムミルク、粉チーズ、きな粉などをスプーン1杯ほど加える方法です。

料理の途中で混ぜたり、仕上げにふりかけるだけなので、手間がかからず、続けやすいのも魅力です。本書の中でプラスしやすい料理には、「プラスワンスプーン」として記しています。ぜひ、参考にしてください。

2章

調理法別！
おいしくてやわらかい
肉、魚のおかず

肉、魚のおかずはたんぱく質が豊富で、胃腸など粘膜の修復に必要な栄養です。胃腸に負担をかけないよう、脂肪の少ない部位を使うほか、やわらかく調理することも大切です。
おいしさをプラスしながら、やわらかく消化をよくする調理法別のおかずを紹介します。

消化をよくする肉、魚の調理法

1

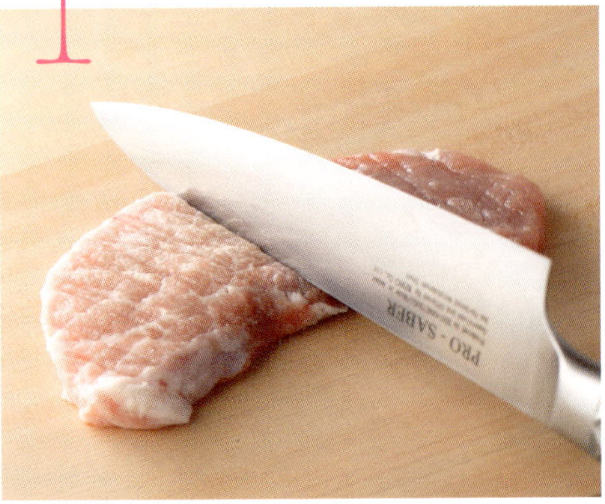

筋繊維を断裂させる

脂質少なめの赤身肉はたんぱく質が多いため、筋肉の強い繊維（筋繊維）も多くなり、食感はかたくなります。包丁の背や肉たたきなどで、肉をたたいて筋繊維を断裂させてから調理すると（写真）、やわらかくなり、消化もよくなります。

2

塩麹を利用する

塩麹に含まれる酵素の働きで、肉や魚に含まれるたんぱく質を分解してやわらかくします。うま味をアップさせ、料理にコクと深みを出す効果もあります。食材に塗ったり、漬けだれに加えたりして使います（写真）。使用量は、食材の重量の10％を目安に加減してください。

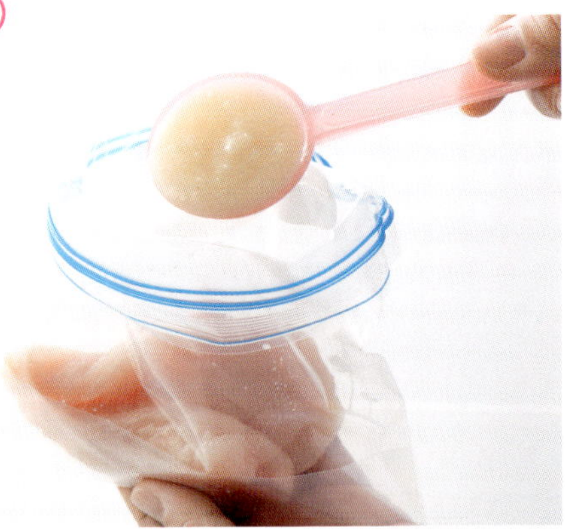

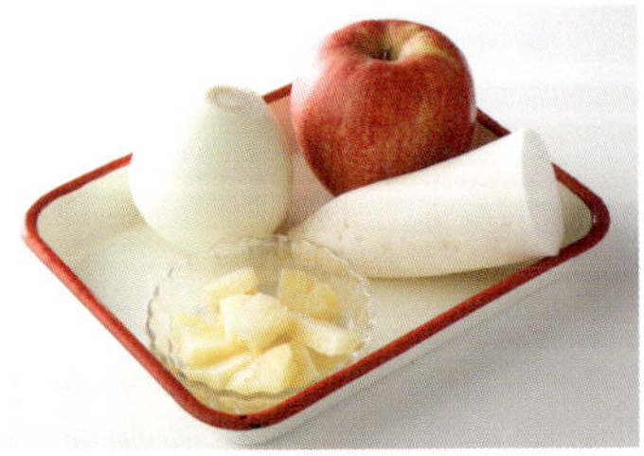

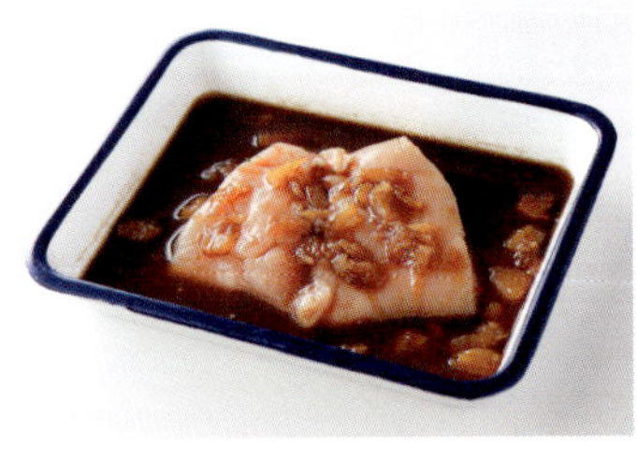

3

酵素でたんぱく質を分解する

パイナップル、りんご、なし、キウイフルーツ、玉ねぎ、大根などに含まれる酵素は、肉のたんぱく質を分解してやわらかくする働きがあります。かたい肉や魚は、これらの野菜やくだものをすりおろしたものや搾り汁に漬けてから調理すると、やわらかく仕上がります。

4 圧力なべを利用する

具材と水分を加熱することによって出てきた蒸気をなべの中で閉じ込めると、なべの中の圧力が上がります。1気圧だと水は約100℃で沸騰しますが、圧力なべの内部は1.2～1.5気圧ほどまで上がっているので、沸騰した水の温度は115～125℃になっています。煮汁の温度が高い分、食材に早く火が通るというわけです。何時間も煮込む必要があるかたい肉も短時間でトロトロになり、魚は骨まで食べられるほどやわらかく煮ることができます。扱い方は商品によって違いがあるので、説明書にしたがって使用してください。

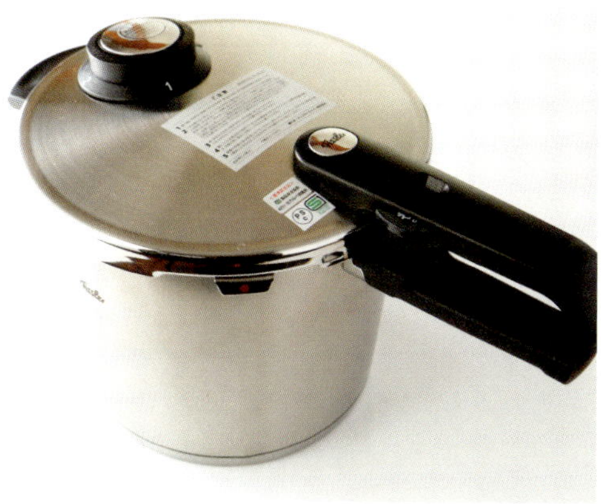

5 酢や炭酸水を利用する

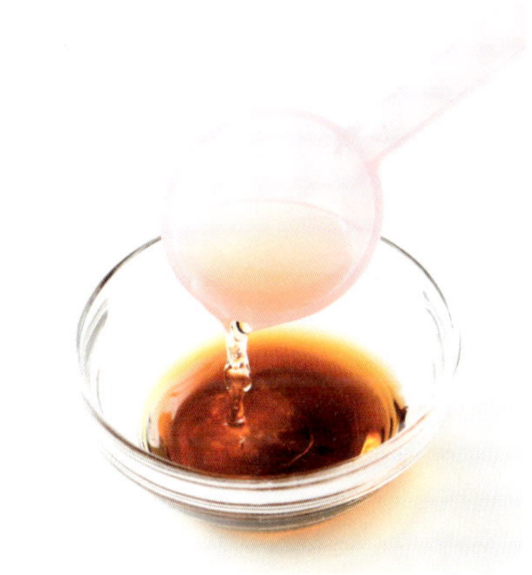

pH（ペーハー）とは酸性からアルカリ性までを14段階に分けて、その割合を示したもの。pH7を中性とし、それ未満を酸性、それより大きければアルカリ性です。肉がもっともかたい状態がpH5とされ、pH値を5より小さくすると、肉はやわらかくなります。pH値の小さい酢や炭酸水などを漬けだれに加えたり（写真）、それらで煮たりすることでpH値が下がり、肉がやわらかくなります。

スベラカーゼミートもおすすめ

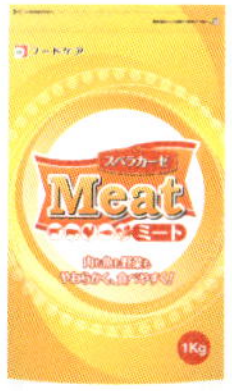

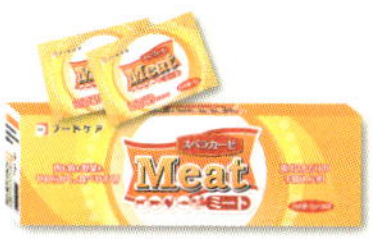

酵素の力で肉の繊維を断ち切り、肉や魚を漬け込むだけでやわらかくし、消化をよくするのに使われる医療用市販品で、野菜にも使えます。3％濃度になるよう水に溶かして漬け込み液を作り（写真右上）、食材の表面全体が浸るようにして、冷蔵庫で1～15時間漬け込みます（写真右下）。時間がない場合はジッパー付きのビニール袋などを利用してもみこみます。

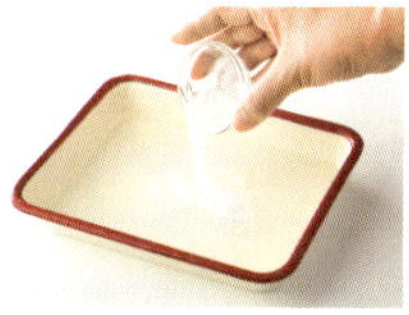

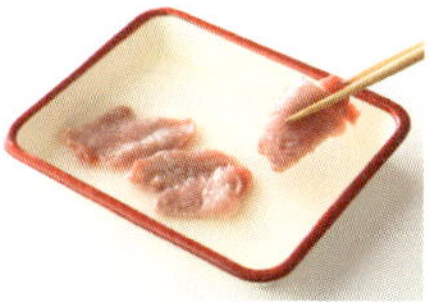

問い合わせ先／株式会社フードケア042-700-0555

酵素でやわらかく

りんご、パイナップル、キウイフルーツ、玉ねぎ、
大根などに含まれる酵素を利用して、
肉や魚のおいしさをアップさせながらやわらかく、
消化をよくしたおかずです。

脂肪の少ないヒレ肉で、胃腸の負担を軽くします

牛肉のステーキおろしソース

材料（1人分）

	牛ひれステーキ用肉	1枚（80g）
A	大根おろし（水けをきる）	50g
A	ポン酢しょうゆ	小さじ2（12g）
	大根おろしの汁	適量
	にんじん	30g
	水	適量
	砂糖	小さじ1（3g）
	オリーブ油	小さじ2（8g）
	塩・こしょう	各少量
	パセリ	少量

作り方

1 バットに牛肉を入れ、浸るくらいの大根おろしの汁を加えて1～2時間おく。
2 にんじんは輪切りにしてなべに入れ、ひたひたの水と砂糖を加えて中火にかけ、やわらかくなるまで煮る。
3 1の牛肉の汁けをふき取り、塩、コショウをふる。フライパンにオリーブ油を中火で熱し、牛肉を入れて両面をこんがり焼いて火を通す。
4 器に3を盛り、2、パセリを添え、混ぜ合わせたAを添える。

ここがPoint 大根おろしの汁に漬けて肉をやわらかくします。大根おろしは時間がたつと酵素の働きが悪くなるので、食べる直前におろしましょう。

1人分

エネルギー	たんぱく質	塩分
268kcal	17.5g	1.3g

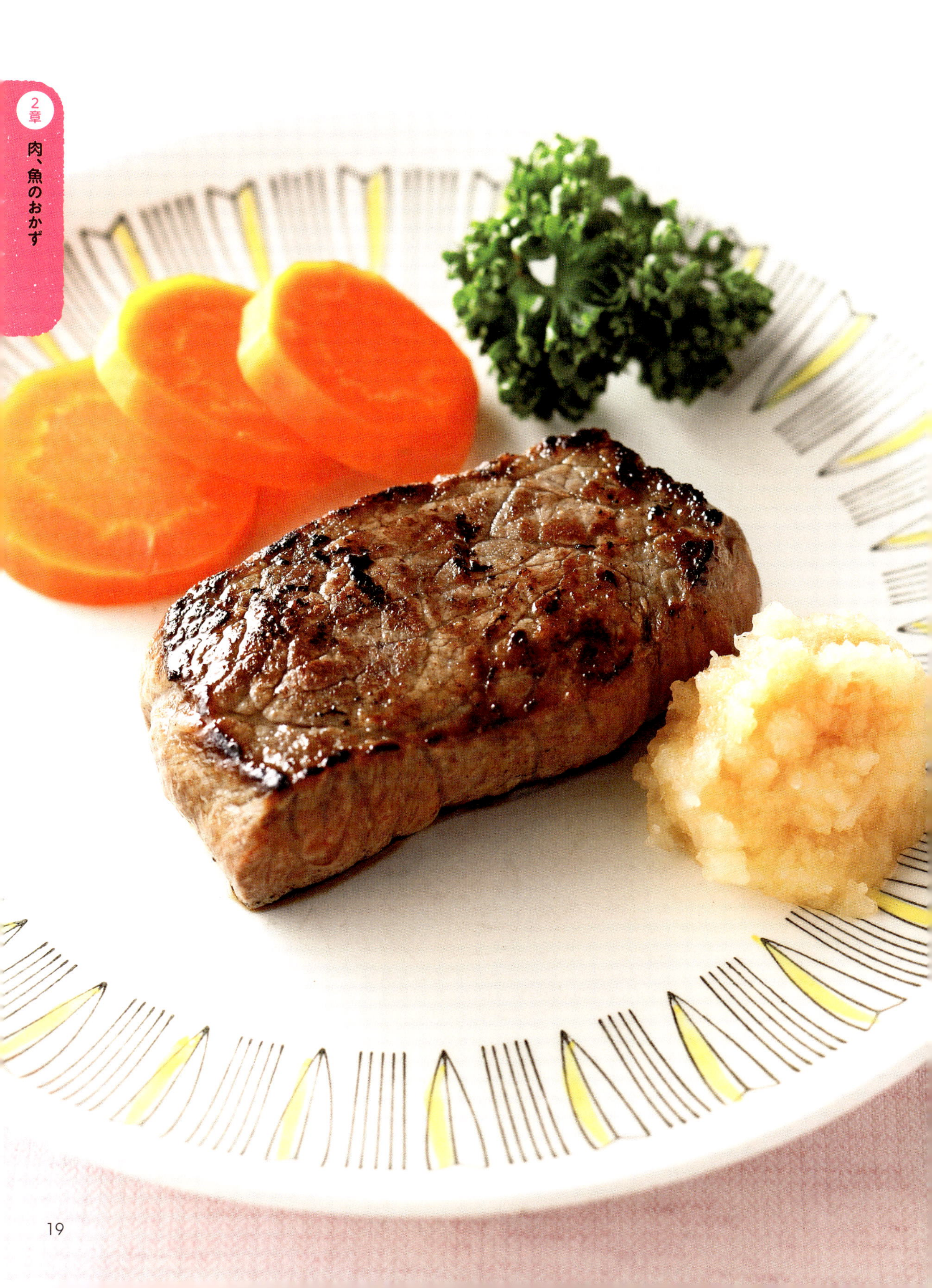

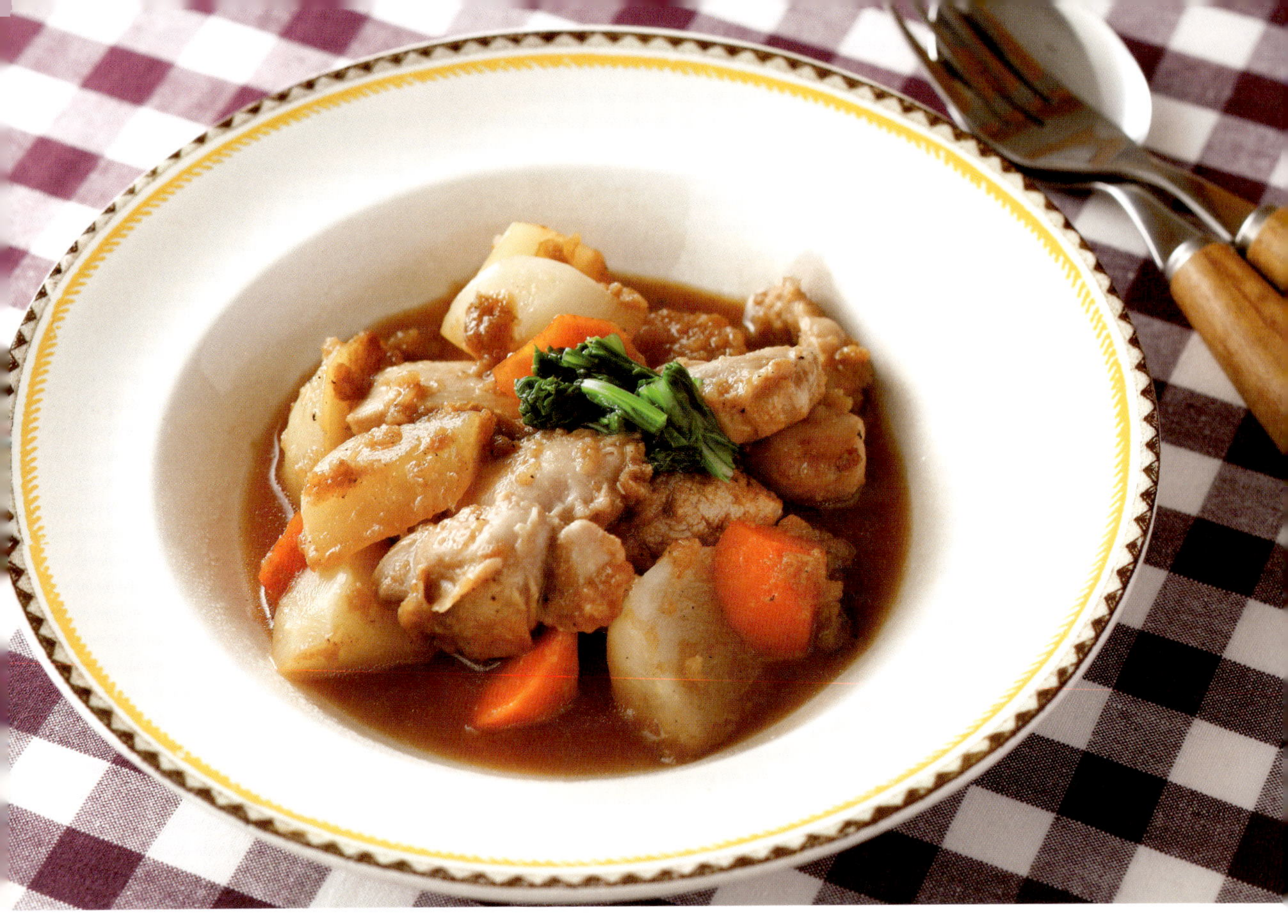

野菜とりんごの自然な甘味が、鶏肉と好相性

鶏肉のやわらか煮 りんご風味

材料（1人分）

- 鶏もも肉（皮なし）……80g
- りんご……¼個（80g）
- 玉ねぎ……⅛個（30g）
- かぶ……60g
- かぶの葉先……少量
- にんじん……20g
- サラダ油……大さじ½（6g）
- A
  - しょうゆ……大さじ1（9g）
  - 酢……大さじ½（7.5g）
  - 白ワインまたは酒……大さじ½（7.5g）

作り方

1 鶏肉は一口大に切る。皮と芯を除いたりんご、玉ねぎをすりおろす。以上をポリ袋か保存容器に入れ、Aを加えて軽くもみ、1時間ほど漬ける。

2 かぶは皮をむいて8等分のくし形に切り、葉先はゆでて小口切りにする。にんじんは乱切りにする。

3 フライパンに油を熱し、1の鶏肉を汁けをきって入れて両面を色よく焼く。残りの漬けだれ、2のにんじんとくし形にしたかぶを加え、ふたをして20分ほど蒸し煮にする。

4 器に3をもり、かぶの葉を添える。

ここがPoint

鶏肉はりんごと玉ねぎのすりおろしに漬けることでほろっとやわらかくなります。焼いてから煮込むと、香ばしさが加わって、油控えめでもコクのある味に仕上がります。

1人分

エネルギー	たんぱく質	塩分
247kcal	16.8g	1.5g

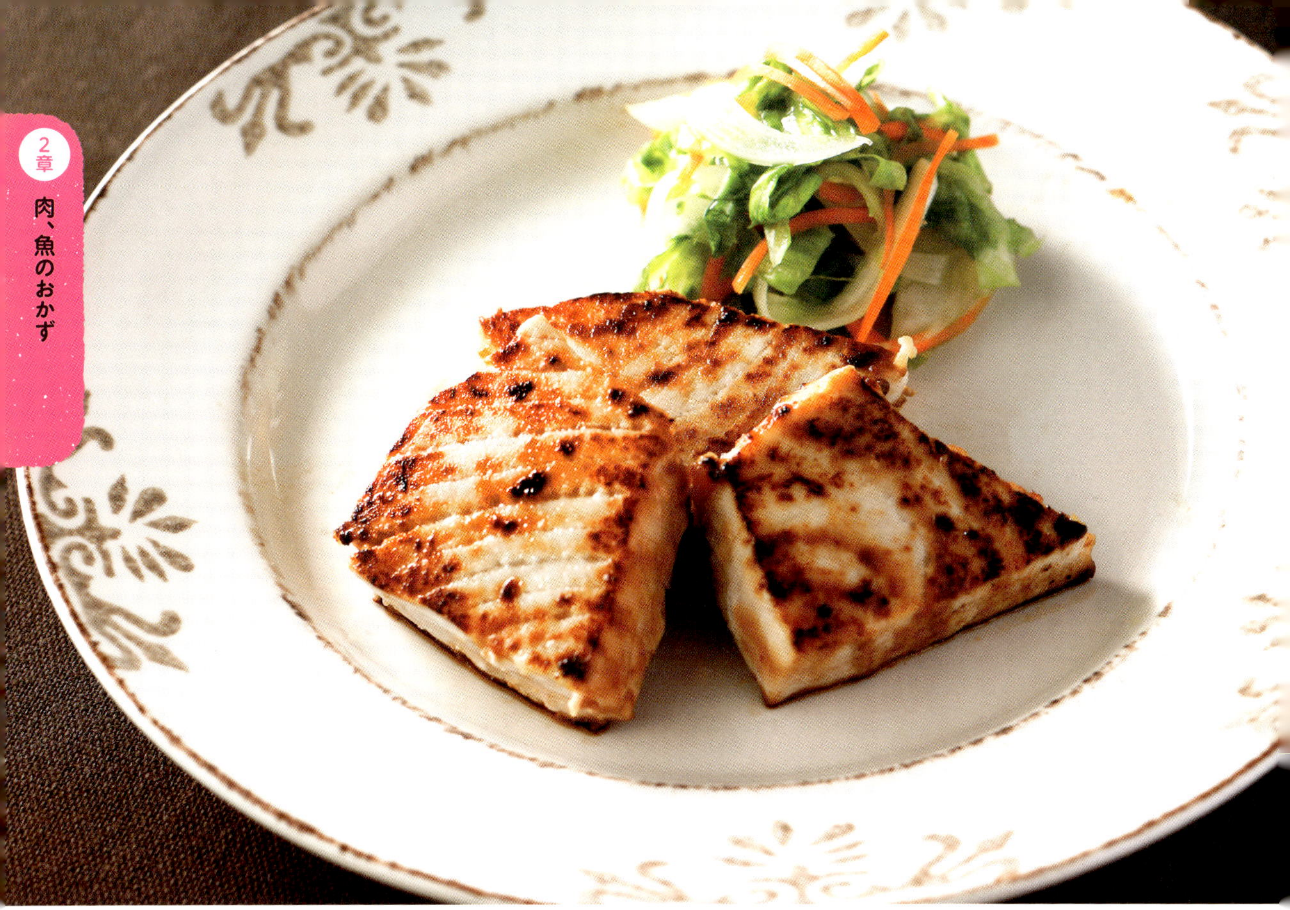

にんにくの風味が食欲をそそる一品です

カジキマグロのムニエル

1人分

エネルギー	たんぱく質	塩分
192 kcal	15.9g	1.0g

材料（1人分）

	カジキマグロ	1切れ（80g）
	りんご	40g
	にんにくのすりおろし	少量
A	オリーブ油	小さじ1（4g）
	しょうゆ	小さじ⅔（4g）
	塩・こしょう	各少量
B	レタスのせん切り	20g
	にんじんのせん切り	5g
	玉ねぎの薄切り（水にさらして水けをきる）	5g

作り方

1 カジキマグロは一口大に切る。りんごは皮と芯を除いてすりおろす。
2 バットにりんご、にんにくのすりおろし、Aを入れて混ぜ、カジキマグロを加えて1〜3時間おく。
3 フライパンにオリーブ油を中火で熱し、2のカジキマグロを汁けをきって入れ、両面をこんがりと焼いて火を通す。塩、こしょうで味を調える。
4 Bを合わせて塩少量をふってもみ、水けを絞る。
5 器に3を盛り、4を添える。

ここがPoint
カジキマグロは脂肪が少ない良質なたんぱく源です。焼くとかたくなりやすいので、りんごの酵素を利用して身をやわらかくし、焼きすぎないよう注意しましょう。

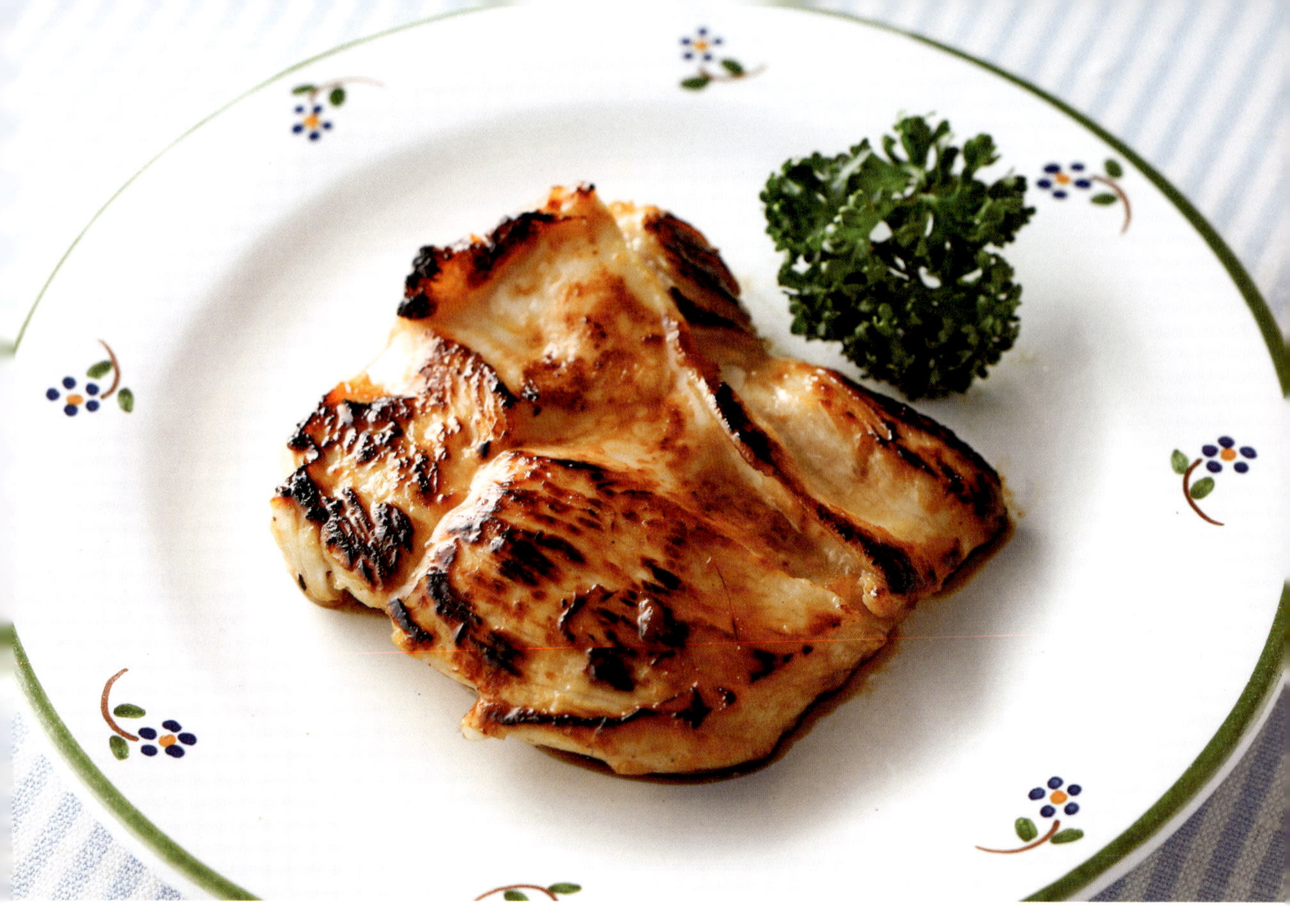

パイナップルの甘酸っぱさがアクセント

鶏肉のジューシー焼き

1人分

エネルギー 181 kcal　たんぱく質 19.8g　塩分 2.1g

材料（1人分）

	鶏胸肉（皮なし）	80g
	パイナップル（冷凍）	20g
	サラダ油	少量
	にんにくのすりおろし	少量
A	はちみつ	小さじ2強（16g）
A	しょうゆ	小さじ2（12g）
A	コーンスターチ	小さじ1（2g）
A	しょうがのすりおろし	小さじ½
A	バルサミコ酢	小さじ½弱（2g）
A	塩・こしょう	各少量
	パセリ	少量

作り方

1 鶏肉は厚みに切り込みを入れて開き、縦半分に切る。パイナップルはみじん切りにする。

2 バットにパイナップル、Aを入れて混ぜ、鶏肉を加え、2時間ほど漬ける。

3 フライパンに油を中火で熱し、2の鶏肉を汁けをきって入れ、両面を焼いて火を通し、取り出す。

4 器に3を盛り、パセリを添える。

ここがPoint
パイナップルの酵素がたんぱく質を分解して、やわらかな食感に仕上がります。鶏肉は火が通りやすいように、厚みを開いて焼きます。

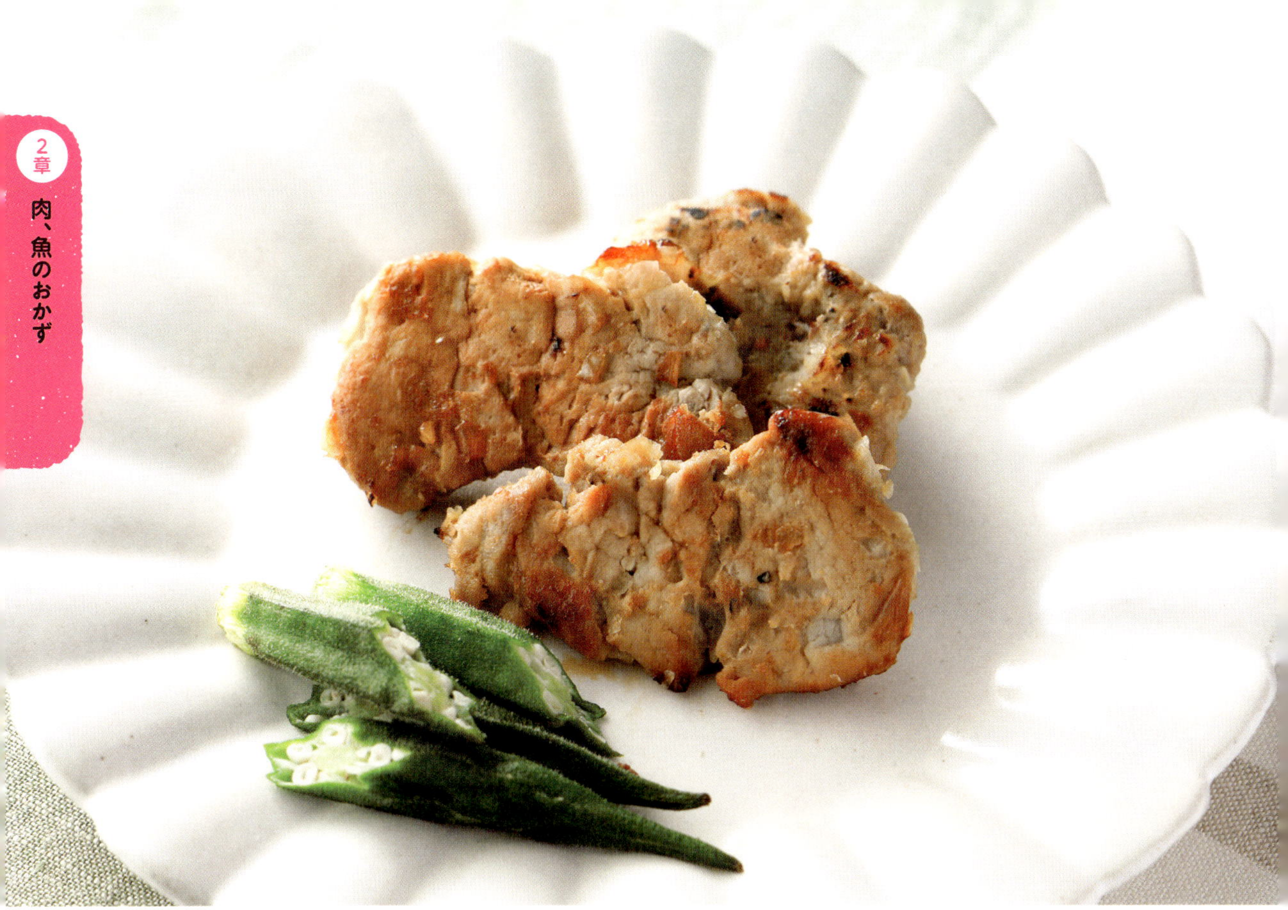

冷めてもやわらかいので、お弁当のおかずにも

豚肉の玉ねぎみそ漬け

1人分

エネルギー	たんぱく質	塩分
155kcal	19.5g	1.2g

材料（1人分）

- 豚ひれかたまり肉……80g
- 玉ねぎ……15g
- A　みそ……大さじ½（9g）
- 　　みりん……大さじ½（9g）
- オクラ……2本（20g）

作り方

1 豚肉は1㎝厚さに切り、包丁の背で叩いてのばす。

2 玉ねぎはみじん切りにし、Aに加えて混ぜ、豚肉の両面に塗り、ラップに包んで1時間〜1時間30分おく。

3 2の豚肉の漬けだれをふき取る。グリルに豚肉、オクラを並べ、中火で豚肉に火が通るまで焼く。オクラは焼き色がついたら取り出す。

ここがPoint

玉ねぎ入りのみそだれに漬けた状態で、冷蔵庫で1〜2日保存できます。時間のあるときに作り置きしておくと、お弁当などにも便利です。

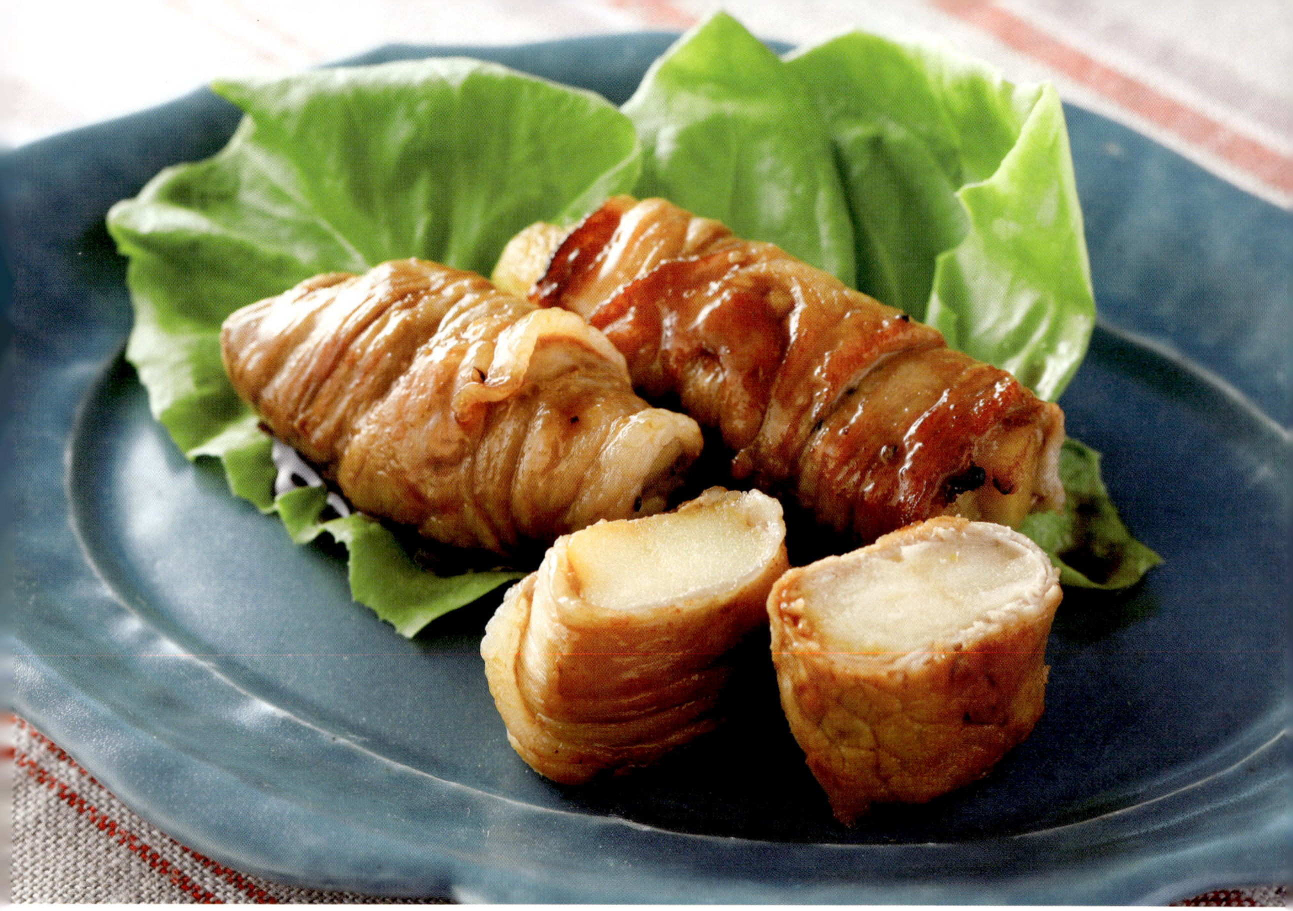

りんごの甘酸っぱさで、すっきりした味わい

りんごの豚肉巻き照り焼き

材料（1人分）

豚もも薄切り肉		3枚（60g）
りんご		50g
砂糖		小さじ⅔（2g）
A	しょうゆ	小さじ2強（13g）
	みりん	小さじ1弱（5g）
	酒	小さじ1弱（4g）
	塩・こしょう	各少量
サラダ菜		1枚

作り方

1 リンゴは皮をむいて1㎝角の棒状に切る。
2 豚肉は1枚ずつ広げて塩、こしょうをふる。豚肉1枚に1の⅓量を手前にのせ、くるくる巻く。残りも同様に計3個作る。
3 フライパンに油を中火で熱し、2を巻き終わりを下にして入れ、ふたをして蒸し焼きにし、裏返して再び蒸し焼きにして火を通す。
4 3に混ぜ合わせたAを加え、汁けがなくなるまでからめる。
5 器にサラダ菜を敷いて4を盛る。

ここがPoint りんごを巻いて蒸し焼きにすることで、豚肉がやわらかくなります。少しぼけたりんごでもおいしく作れます。

1人分
エネルギー 153kcal　たんぱく質 14.1g　塩分 2.2g

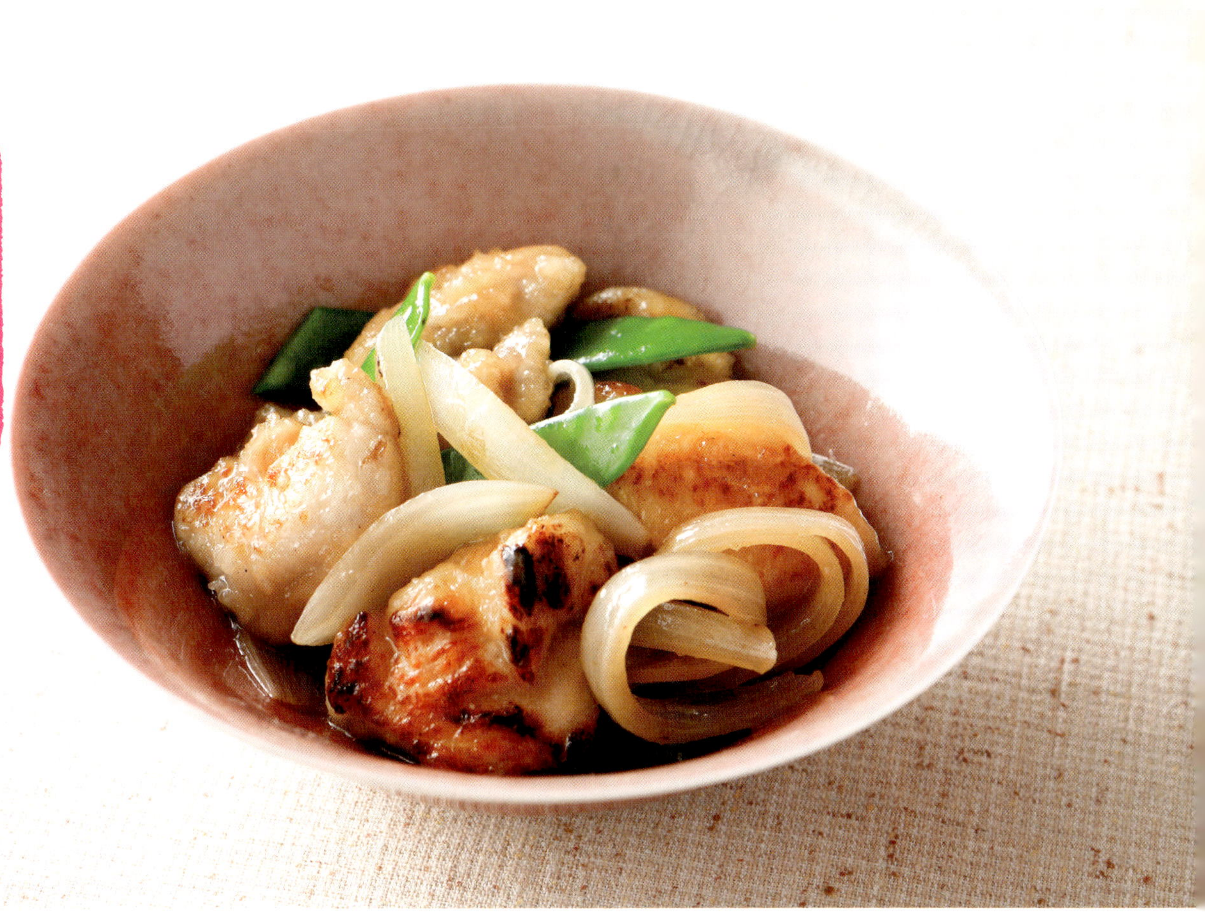

ごはんにのせて、どんぶりにしてもおいしい！

鶏肉と玉ねぎの照り煮

材料（1人分）

	鶏胸肉（皮なし）	80g
	玉ねぎ	80g
	かたくり粉	小さじ2（6g）
	サラダ油	小さじ2（8g）
	絹さや	3枚（10g）
A	水	50mℓ
	しょうがの薄切り	5g
	しょうゆ	小さじ2（12g）
	酒	大さじ½（7.5g）
	砂糖	大さじ½（4.5g）

作り方

1 鶏肉は3cm角に切り、かたくり粉をまぶす。

2 玉ねぎは1cm幅のくし形に切る。絹さやはさっとゆでて水に取り、水けをきる。

3 なべに油半量を中火で熱し、1を入れて両面をこんがり焼いて取り出す。

4 3のなべに玉ねぎを加え、少し焼き色がつくまで炒め、Aを加え、鶏肉を戻し入れて玉ねぎの上にのせ、煮立ったらふたをして弱火で7〜8分煮る。

5 器に4を盛り、絹さやを添える。

ここがPoint 鶏肉はかたくり粉をまぶしておくと、肉汁を閉じ込め、しっとりやわらかく仕上がります。

1人分

エネルギー 255kcal　たんぱく質 20.7g　塩分 1.8g

塩麹でやわらかく

塩麹はたんぱく質をやわらかくする効果のほか、手軽にうま味がアップするので、上手に取り入れたい食材です。

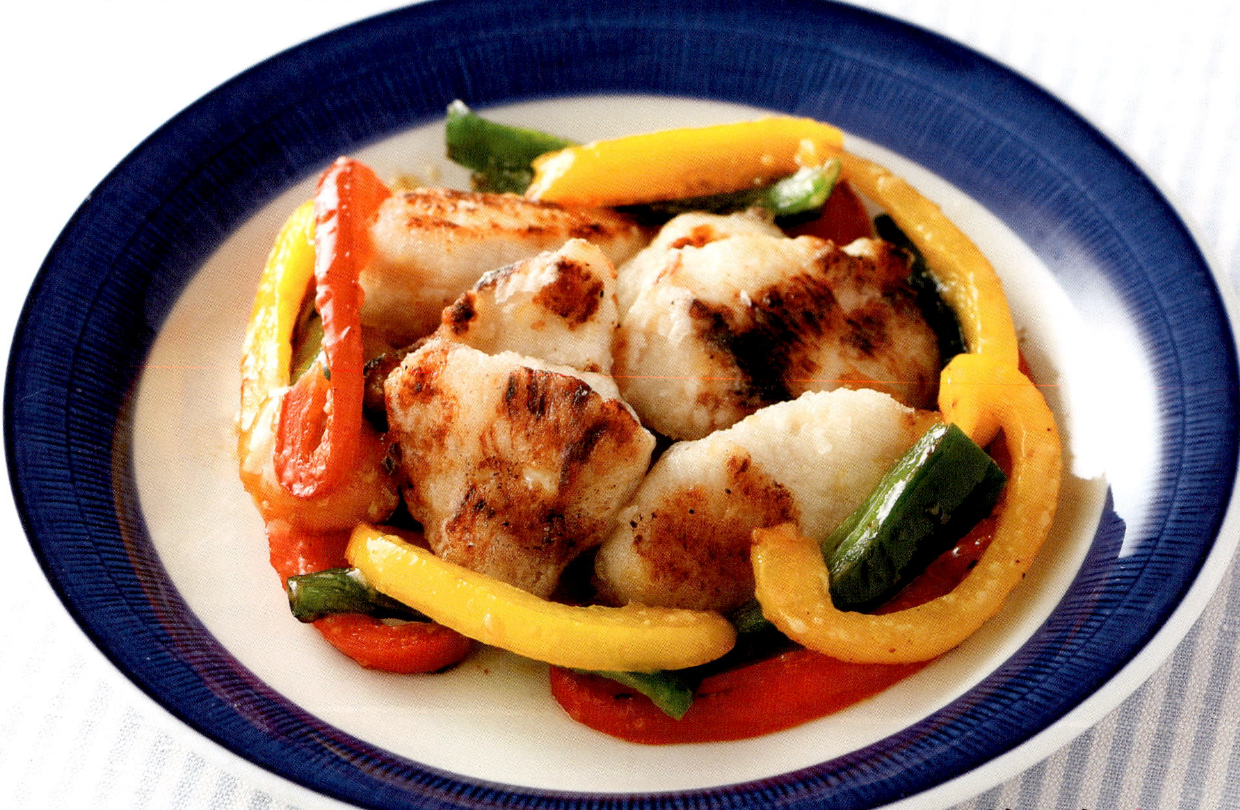

カラフル野菜で見ためも満足感大

鶏肉のやわらか塩麹焼き

材料（1人分）

鶏胸肉（皮なし）	80g
塩麹	大さじ1（18g）
ピーマン	10g
赤パプリカ	10g
黄パプリカ	10g
かたくり粉	大さじ2
サラダ油	大さじ1（12g）

作り方

1 鶏肉はフォークで両面を数か所刺して穴をあけ、ひと口大に切る。ピーマン、パプリカ2種は細切りにする。ポリ袋に鶏肉と塩麹大さじ1を入れて袋の上からよくもみ込む。別のポリ袋に野菜、残りの塩麹を入れて袋の上から軽くもむ。それぞれ空気をぬいて口を閉じ、30分以上漬ける。

2 鶏肉を取り出して塩麹をふき取り、かたくり粉をまぶす。

3 フライパンに油を中火で熱し、鶏肉、汁けをきった野菜を入れ、鶏肉は両面をこんがりと焼き、野菜はさっと炒める。

ここがPoint

鶏肉はフォークで刺しておくと、塩麹が中までしみて味わいもアップ。焦げやすいので、塩麹はふき取ってから焼きます。

1人分

エネルギー	たんぱく質	塩分
303 kcal	19.4g	1.9g

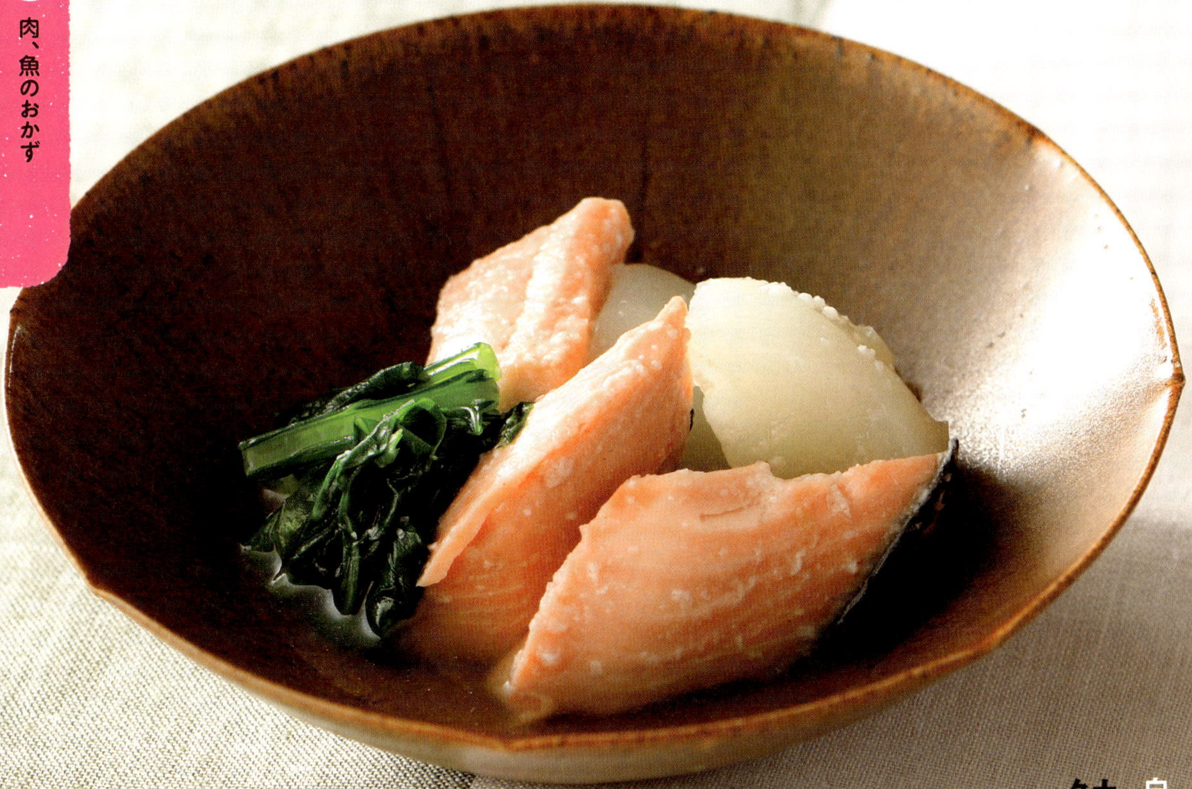

鮭とかぶの塩麹煮

白身魚で作るのもおすすめ

材料（1人分）

生鮭	1切れ（80g）
塩麹	大さじ1½（27g）
かぶ	60g
かぶの葉先	10g
酒	大さじ2（30g）
水	50mℓ

作り方

1. 鮭は3等分に切る。ポリ袋に鮭、塩麹、酒各大さじ1を加えて袋の上から軽くもみ込み、空気を抜いて口を閉じ、10分以上おく。
2. かぶは皮をむいて縦半分に切り、葉は3〜4cm長さに切る。
3. 鍋にかぶ、分量の水を入れ、ふたをして中火にかけ、煮立ったら弱火にして3分ほど煮る。1を漬け汁ごと加え、残りの塩麹と酒を加え、落としぶたをして鮭に火が通るまで5〜6分煮る。かぶの葉を加え、煮立ったら火を止める。

ここが Point

鮭は3等分に切って漬け時間を短縮。かぶの葉はやわらかい葉先を使い、症状がよくない場合はやわらかくゆでてから煮てください。

1人分

エネルギー 203 kcal　たんぱく質 19.2g　塩分 2.9g

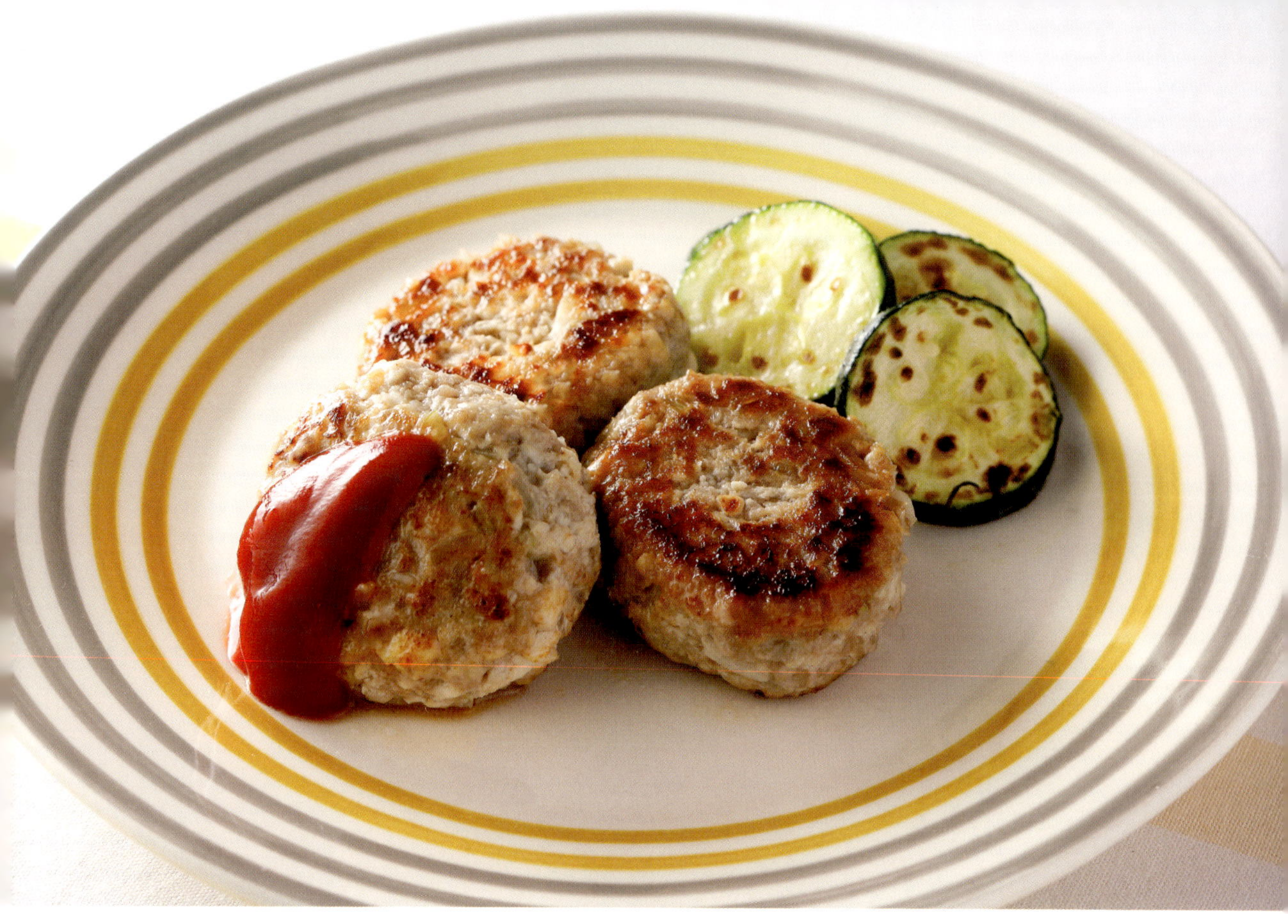

ソフトな食感で、食欲がなくても食べやすい一品

豆腐入りハンバーグ

1人分

エネルギー	たんぱく質	塩分
375kcal	19.9g	1.5g

材料（1人分）

豚ひき肉	80g
もめん豆腐	⅕丁（70g）
塩麹	大さじ½（9g）
玉ねぎ	40g
ズッキーニ	30g
塩・こしょう	各適量
サラダ油	小さじ2½（10g）
トマトケチャップ	小さじ1（6g）

作り方

1 豆腐はペーパータオルで包み、耐熱皿に入れて電子レンジで1分加熱して水けをきる。玉ねぎはみじん切りにする。ズッキーニは輪切りにする。

2 ボールにひき肉、塩麹を入れて混ぜ、豆腐、玉ねぎ、こしょう少量を加えてさらによく混ぜる。3等分して小判形に整える。

3 フライパンに油小さじ½を中火で熱し、ズッキーニを入れてさっと炒め、塩、こしょう各少量を加え、取り出す。

4 3のフライパンの汚れをふき取り、残りの油を加えて中火で熱し、2を入れて両面をこんがりと焼き、ふたをして蒸し焼きにして火を通す。

5 器に4を盛り、3を添え、トマトケチャップをかける。

プラスワン

きな粉をプラス。作り方2できな粉小さじ1を加え、あとは同様に作ります。

1人分 エネルギー382kcal
たんぱく質20.6g　塩分1.5g

ここがPoint

豆腐は水けをきってから加えると、肉だねが扱いやすく、焼いても崩れることがありません。

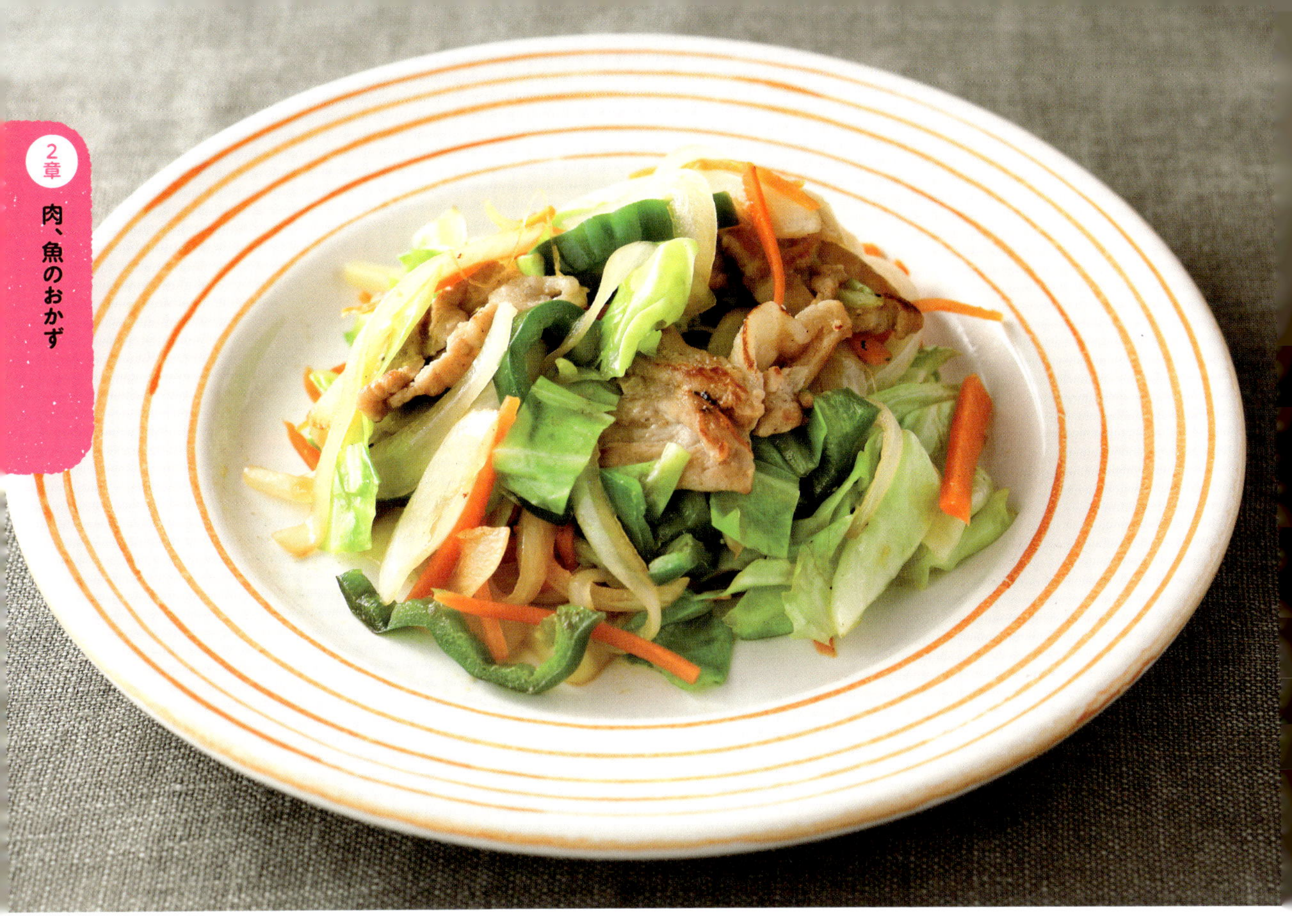

豚肉と野菜の塩麹炒め

豚肉に塩麹をもみ込んで、うまみもしっかり

材料（1人分）

	豚もも薄切り肉	30g
	キャベツ	60g
	にんじん	20g
	ピーマン	20g
	玉ねぎ	40g
	塩麹	大さじ½（9g）
	塩・こしょう	各適量
	ごま油	大さじ1（12g）
A	しょうゆ	小さじ1（6g）
	しょうがのすりおろし	少量
	にんにくのすりおろし	少量

作り方

1 豚肉は一口大に切り、塩麹、こしょうをもみ込む。

2 玉ねぎは薄切りにする。キャベツはざく切り、にんじんはせん切り、ピーマンは細切りにする。

3 フライパンにごま油を中火で熱し、1を入れて炒め、色が変わってきたら2を加え、火が通るまで炒める。混ぜ合わせたAを加え、さっと炒め合わせ、塩、こしょうで味を調える。

ここがPoint
手間をかけたくないときに助かる一品です。豚肉は一口大に切っておけば、塩麹をもみ込むのは炒める直前で大丈夫です。野菜は繊維を断ち切るように切ると消化がよくなります。

1人分
エネルギー 203kcal　たんぱく質 8.3g　塩分 2.1g

タラコのうま味が味のポイント

タラコと白菜のレンジ煮

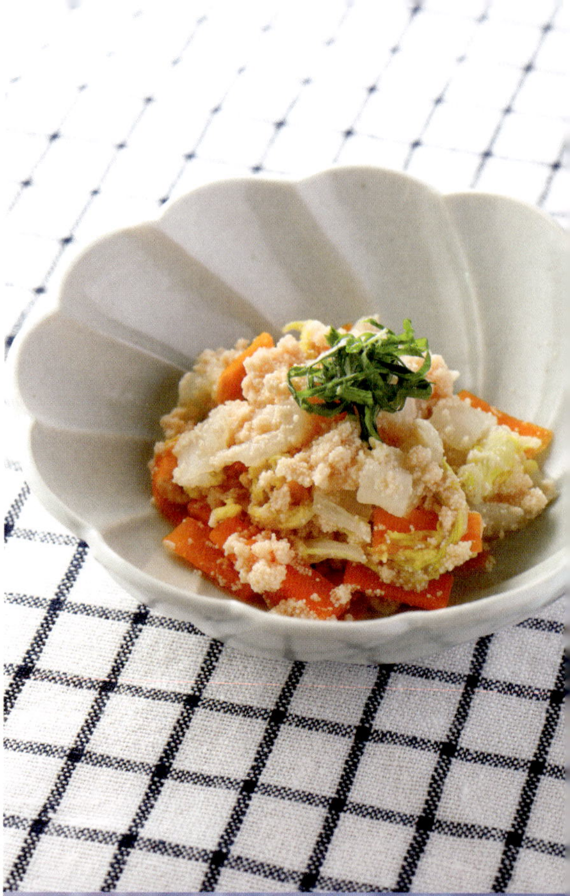

材料（1人分）

タラコ……30g
白菜……100g
にんじん……20g
A 塩麹……大さじ½（9g）
　サラダ油……大さじ½（4.5g）
青じそのせん切り……5g

作り方

1 タラコは薄皮を除く。白菜は1cm幅に切る。にんじんは4cm長さの短冊切りにする。
2 耐熱容器に白菜の軸、葉の順に入れ、にんじんをのせ、タラコとAを混ぜ合わせてかける。ラップをして電子レンジで5分ほど加熱し、ざっくり混ぜる。
3 器に2を盛り、青じそをのせる。

1人分
エネルギー 128kcal
たんぱく質 8.7g
塩分 2.6g

ここがPoint 塩麹をあえてからレンジ加熱すると、コクとまろやかさが出て、たっぷりの野菜が食べやすくなります。

青じそのさわやかな香りが食欲をそそる

サワラの塩麹漬け焼き

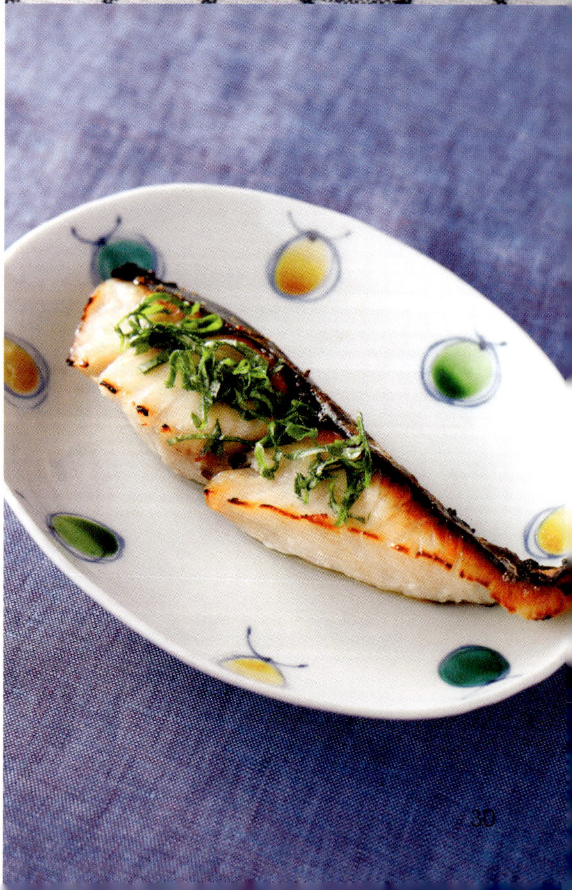

材料（1人分）

サワラ……1切れ（80g）
A 塩麹……大さじ⅔（12g）
　砂糖……大さじ½（4.5g）
　みりん……小さじ1弱（5g）
　酒……小さじ1弱（4g）
青じそのせん切り……1枚（1g）

作り方

1 ポリ袋にサワラ、Aを入れて袋の上からもみ込み、空気を抜いて口を閉じ、20分ほどおく。
2 サワラの汁けをきってグリルに入れ、両面をこんがりと焼いて火を通す。
3 器に2を盛り、青じそをのせる。

1人分
エネルギー 197kcal
たんぱく質 16.5g
塩分 1.3g

ここがPoint 脂肪の少ない白身魚は、消化のよいたんぱく質源です。鯛や生ダラでもおいしく作れます。

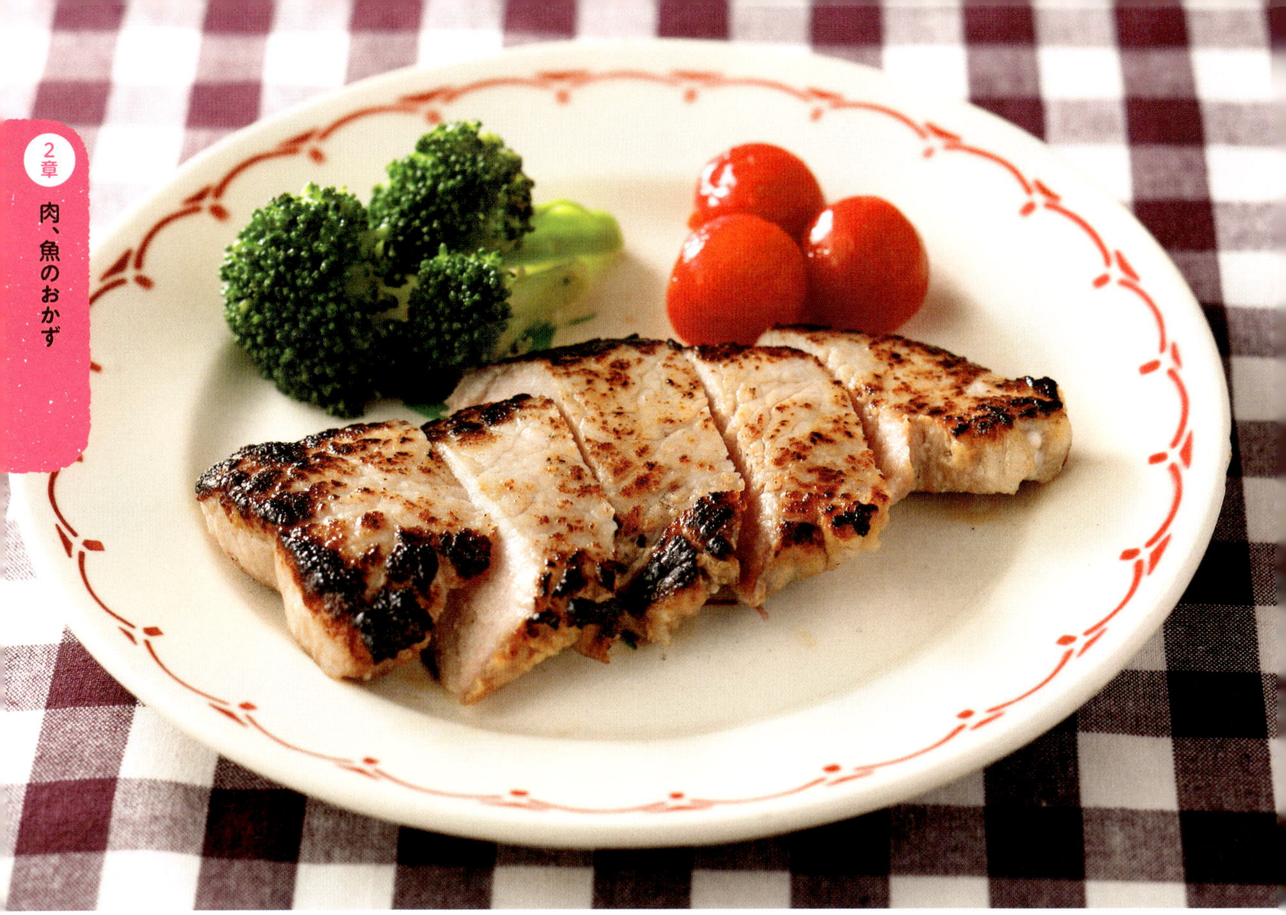

塩麹のポークソテー

たたいてから塩麹に漬けるのがやわらかさの秘訣

材料（1人分）

豚ももトンカツ用肉	80g
塩麹	大さじ1⅓（24g）
こしょう	少量
ブロッコリー	30g
ミニトマト	30g
サラダ油	小さじ1（4g）

作り方

1 豚肉はめん棒でたたいてのばす。ポリ袋に豚肉、塩麹大さじ1、こしょうを入れ、袋の上からよくもみ込み、15分以上おく。

2 ブロッコリーは小房に分ける。ミニトマトはヘタを除いて熱湯で皮が少しはじけるまでゆで、冷水に取って皮をむく。ボールにブロッコリー、ミニトマト、残りの塩麹を入れてあえる。

3 フライパンに油を中火で熱し、塩麹を軽くふき取った豚肉を入れて焼き、焼き色がついたら裏返し、ふたをして5分ほど蒸し焼きにする。2を汁ごと加え、ふたをして4分ほど蒸し焼きにする。

4 豚肉を食べやすく切って器に盛り、ブロッコリーとミニトマトを添える。

ここがPoint 脂身が多い場合は、取り除いて使いましょう。ミニトマトの皮は消化に時間がかかるので、湯むきをすると安心です。

1人分
エネルギー 218 kcal
たんぱく質 19.5g
塩分 2.5g

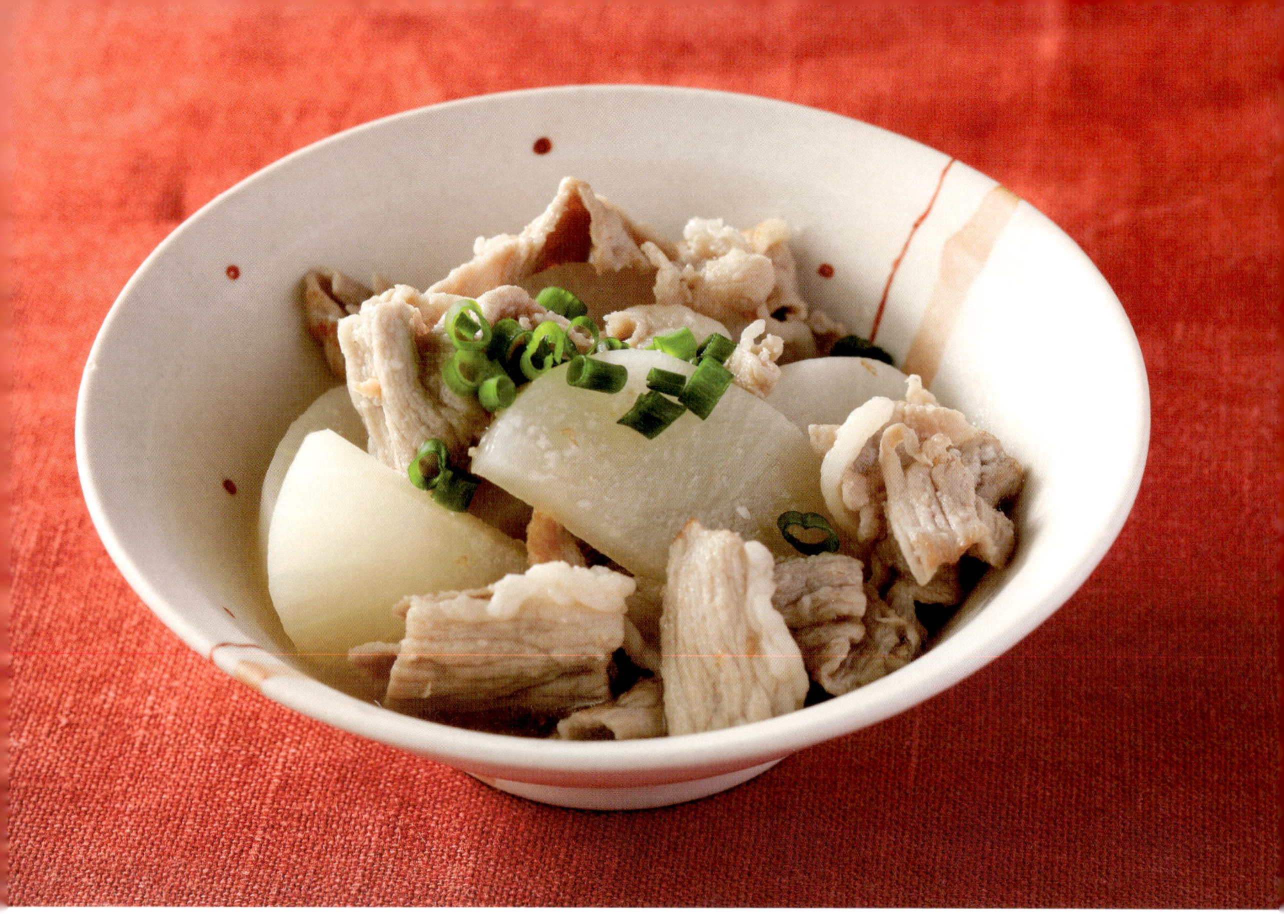

豚肉のうま味がしみた大根が絶品

大根と豚肉の煮物

材料（1人分）

豚もも薄切り肉		60g
大根		60g
サラダ油		小さじ1（4g）
だし汁		90mℓ
塩麹		大さじ½（9g）
A	塩麹	小さじ⅔
	しょうゆ	小さじ1弱（4.5g）
	みりん	小さじ1弱（4.5g）
	砂糖	小さじ½（1.5g）
万能ねぎの小口切り		10g

作り方

1 大根は8mm厚さの半月切りにしてさっと洗い、水けをきって耐熱容器に入れてラップをし、電子レンジで50秒ほど加熱する。豚肉は長さを半分に切る。

2 なべに油を中火で熱し、豚肉を入れて炒め、ほぐれたら塩麹を加え、八分通り火が通るまで炒める。

3 2に大根を加えて炒め、全体に油が回ったらだしを加え、煮立ったらアクを除く。Aを加え、ふたをして弱火で10〜15分煮て、ふたを取り、汁けがほとんどなくなるまで5〜7分煮る。

4 器に3を盛り、万能ねぎを散らす。

ここがPoint 豚肉は塩麹で炒めてしっかりからめておくと、煮ている間に箸でちぎれるやわらかさになります。大根の代わりにかぶを使うのもおすすめです。

1人分

エネルギー	たんぱく質	塩分
184 kcal	14.3g	2.1g

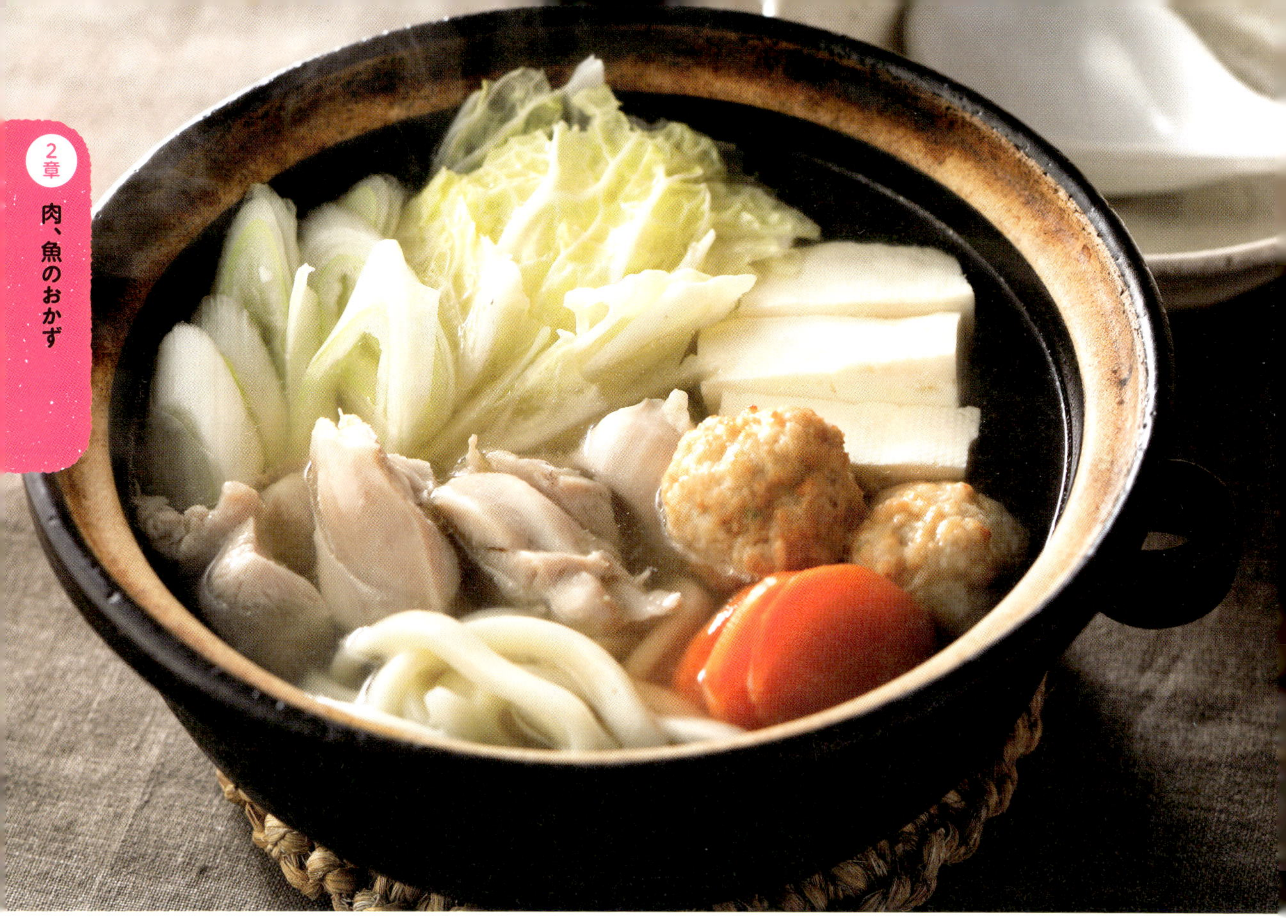

鶏なべ

栄養バランス抜群で、夜遅い食事にもおすすめ

材料（1人分）

	鶏もも肉（皮なし）	60g
	鶏団子（市販品）	40g
	もめん豆腐	75g
	白菜	80g
	ねぎ	40g
	にんじん	20g
	ゆでうどん	½玉（100g）
	だし	400mℓ
A	塩麹	大さ½（9g）
A	しょうゆ	大さじ½（9g）
A	酒	大さじ½（7.5g）

作り方

1 鶏肉、豆腐は一口大に切る。白菜はざく切り、ねぎは斜め薄切り、にんじんは輪切りにする。

2 なべに1、うどん、鶏団子を入れ、だしを加えて中火にかけ、煮立ったらAを加え、鶏肉に火が通るまで煮る。

ここがPoint 塩麹としょうゆを合わせた煮汁は、さっぱりしながらもコクがあり、満足感も大。野菜はよく煮込むと胃腸に負担をかけずにすみます。

1人分

エネルギー	たんぱく質	塩分
396kcal	28.5g	3.8g

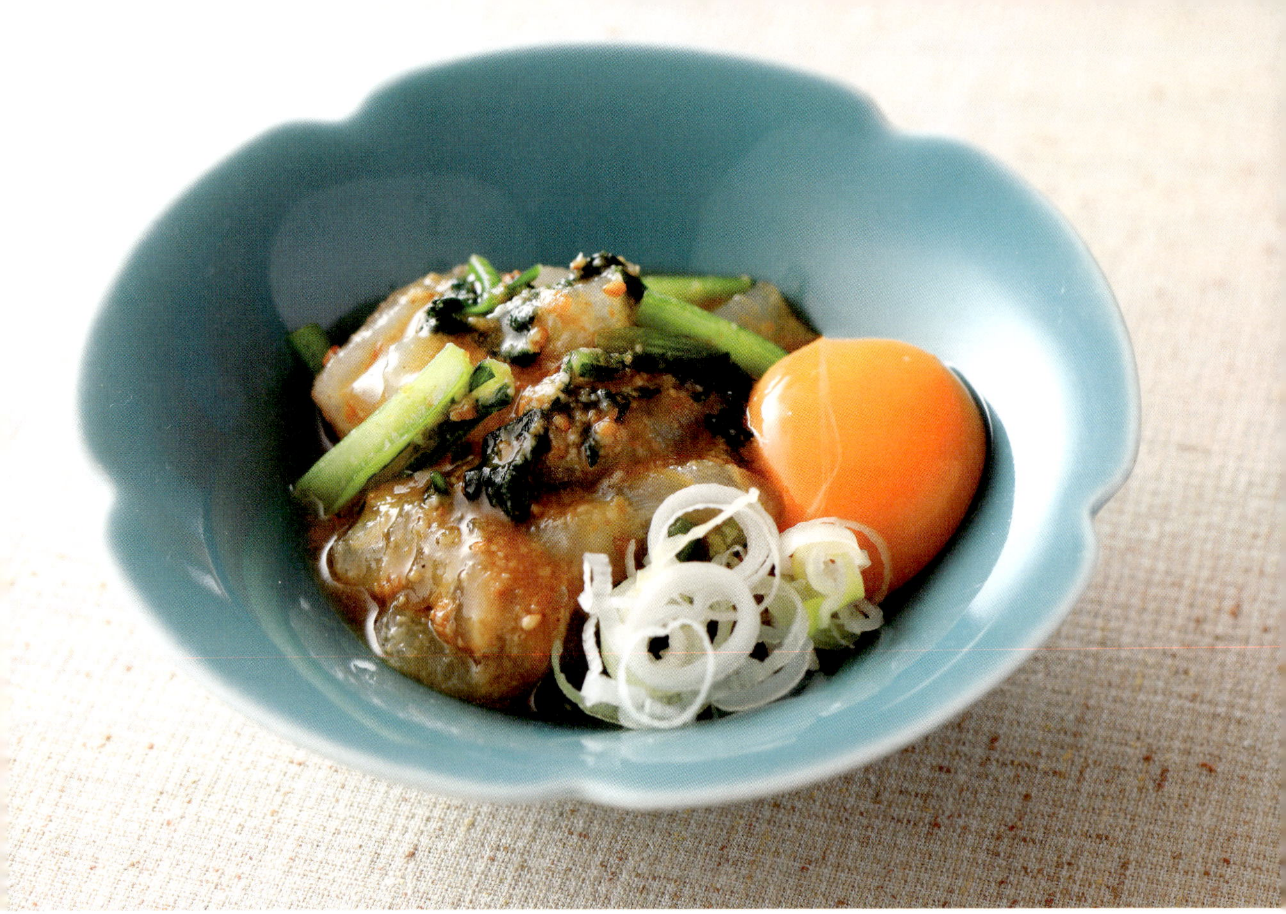

卵黄でコクのあるまろやかな味わいに

ヒラメと小松菜の和風ユッケ

材料（1人分）

ヒラメ（刺身用）		80g
小松菜		20g
卵黄		1個分
A	塩麹	小さじ1（6g）
	みりん	大さじ1（18g）
	しょうゆ	小さじ1（6g）
	みそ	小さじ1（6g）
	ごま油	小さじ1（4g）
	すり白ごま	小さじ1（2g）
ねぎの小口切り（水にさらして水けをきる）		5g

作り方

1 ヒラメは4～5㎜厚さに切る。小松菜はやわらかくゆでて水に取り、水けを絞って1.5㎝長さに切る。

2 ボールにAを入れてよく混ぜ、1を加えてあえる。

3 器に2を盛り、卵黄、ねぎをのせる。

ここがPoint 消化の良い料理である刺身を、みそ味ベースのたれであえた変わりユッケです。辛味は胃腸の粘膜を刺激するので使わずに、ごま油、すりごまで味に深みをもたせます。

1人分

エネルギー	たんぱく質	塩分
280kcal	22.0g	2.3g

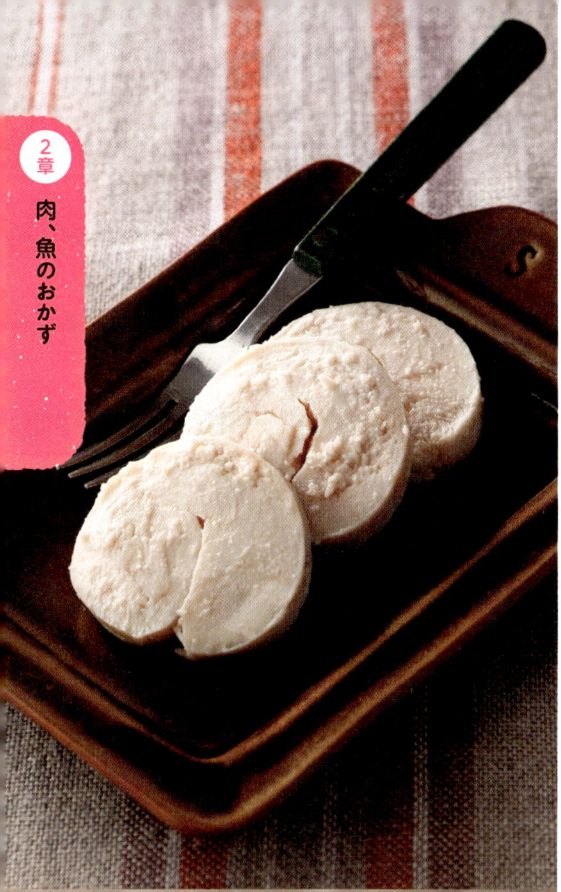

塩麹をもみ込んでゆでるだけ！

やわらか鶏ハム

材料（4人分）

鶏胸肉（皮なし）……1枚（300g）
塩麹……大さじ1½（27g）

作り方

1 鶏肉は厚みに切り込みを入れて開く。ポリ袋に鶏肉、塩麹を入れて袋の上からもみ込み、1時間30分ほどおく。
2 鶏肉を取り出して水で洗い、水けをふき取る。ラップの上に横長にのせ、手前からくるくる巻き、ラップに包んで両端のラップをねじって輪ゴムで留める。さらにアルミ箔に包む。
3 なべに湯を沸かし、2を入れて3分ほどゆでて火を止め、ふたをして冷めるまでおく。
4 アルミ箔とラップを除いて食べやすく切る。

ここがPoint そのままはもちろん、サンドイッチの具や温野菜のサラダに加えるのもおすすめです。手軽に良質たんぱく質をとりたいときに重宝します。

1人分
エネルギー 114kcal
たんぱく質 20.6g
塩分 0.8g

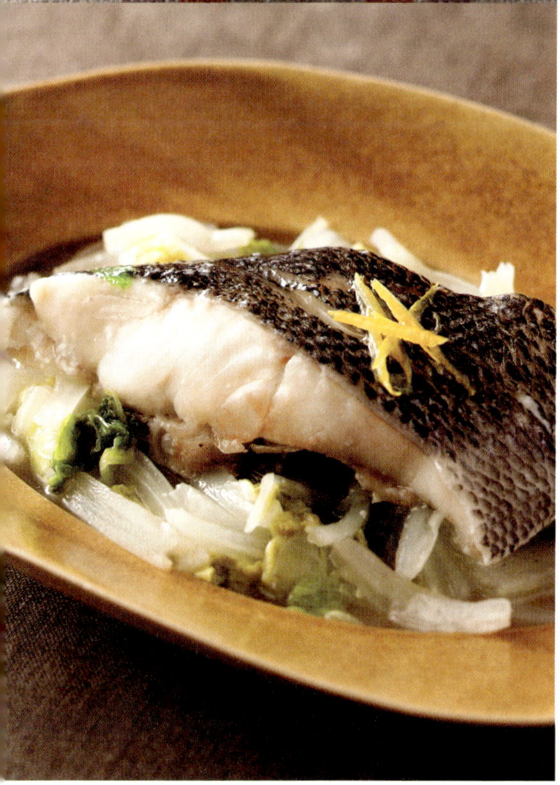

白菜も一緒に蒸して、ボリュームアップ！

スズキと白菜の塩麹蒸し

材料（1人分）

スズキ……1切れ（80g）
白菜……100g
塩麹……大さじ1（18g）
酒……大さじ1（15g）
ゆずの皮のせん切り……少量

作り方

1 スズキは塩麹半量を塗り、15分ほどおく。
2 白菜は葉と軸に分け、葉はざく切り、軸は3cm長さの細切りにする。ボールに入れ、塩麹半量を加えて軽くもむ。
3 フライパンに2を汁ごと半量入れて広げ、1をのせ、残りの2をのせ、酒をふる。ふたをして中火にかけ、5〜7分蒸し焼きにする。
4 器に3を盛り、ゆずの皮をのせる。

ここがPoint フライパン1つでできるお手軽さも魅力です。白菜の水分でスズキの身がしっとり仕上がります。

1人分
エネルギー 161kcal
たんぱく質 17.1g
塩分 2.0g

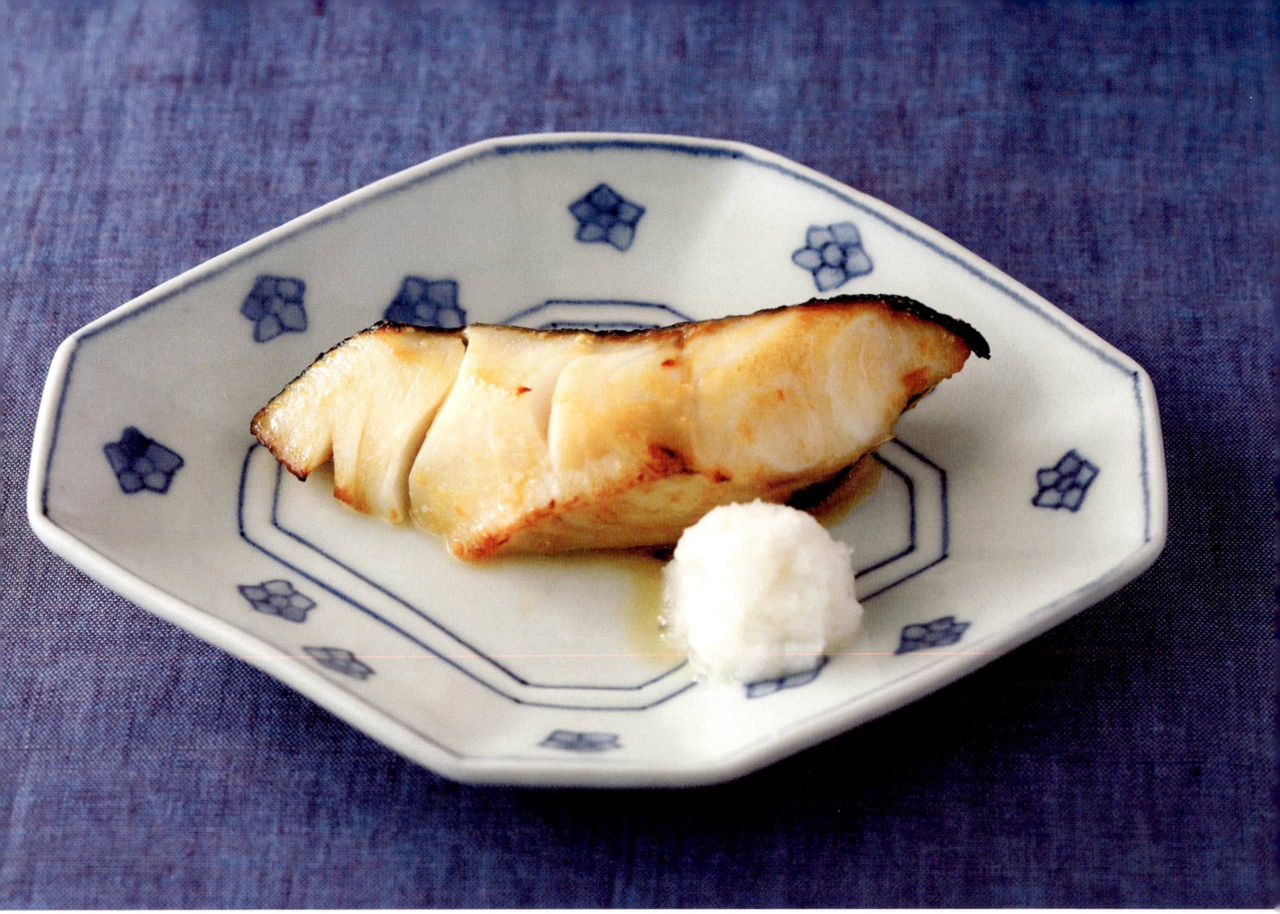

みその香ばしさで、白身の持ち味が引き立ちます

銀ダラの西京焼き

材料（1人分）

銀ダラ		1切れ（80g）
A	塩麹	大さじ1（18g）
	みりん	大さじ1（18g）
	みそ	大さじ½（9g）
大根おろし		30g

作り方

1 銀ダラに混ぜ合わせたAを塗り、ラップで包み、7〜8時間おく。
2 1の漬けだれをふき取り、グリルに入れて中火で両面をこんがりと焼いて火を通す。
3 器に2を盛り、大根おろしを添える。

ここがPoint　塩麹の効果で冷めてもやわらかさをキープ。消化を促す働きのある大根おろしを添えていただきます。

1人分
エネルギー 284kcal　たんぱく質 12.7g　塩分 3.1g

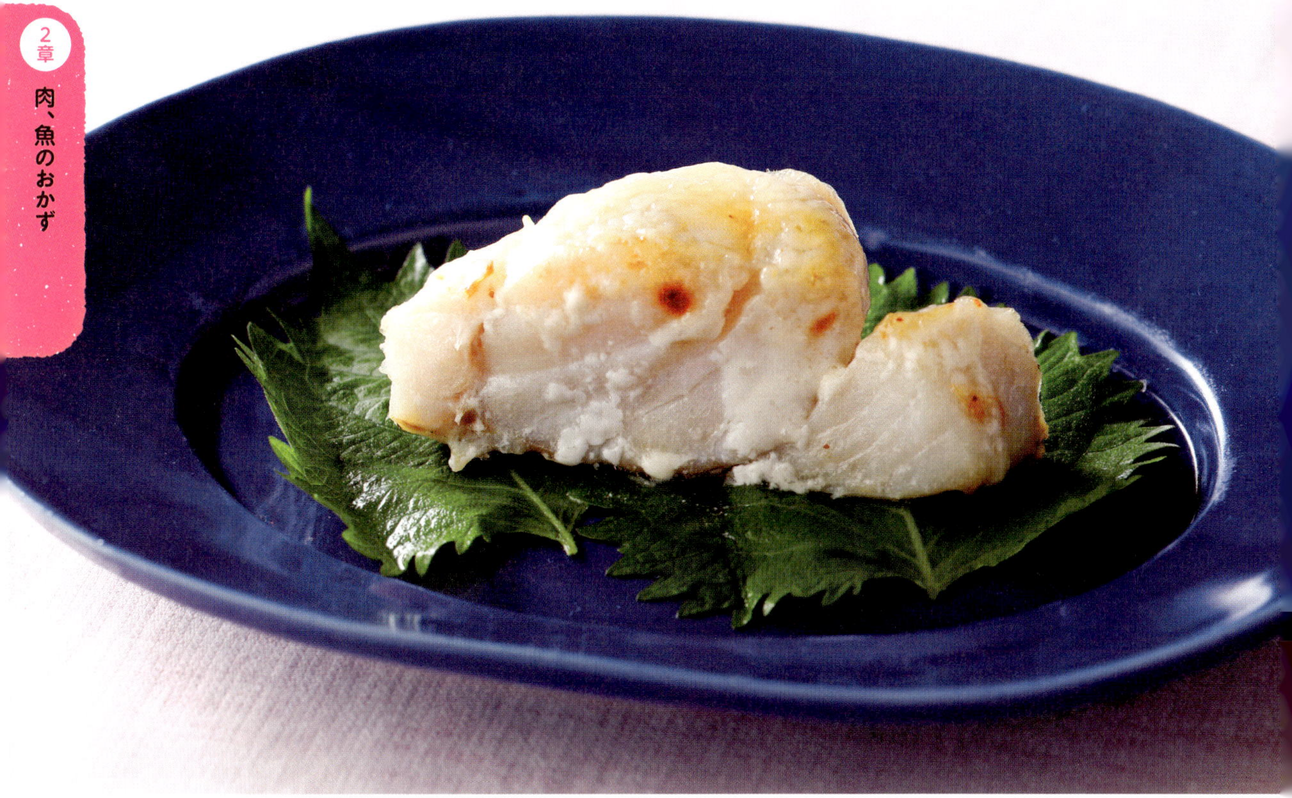

しっかりコクのあるおかずが欲しいときに

タラの塩麹マヨネーズ焼き

材料（1人分）

生タラ		1切れ（80g）
A	マヨネーズ	大さじ1（12g）
	塩麹	小さじ1（6g）
青じそ		2枚（2g）

作り方

1 生タラは水けをふき取ってアルミ箔にのせ、混ぜ合わせたAを塗り、オーブントースターでこんがりと焼いて火を通す。

2 器に青じそを敷き、1のアルミ箔を除いて盛る。

1人分

エネルギー 158kcal　たんぱく質 14.5g　塩分 1.0g

ここがPoint

淡泊になりがちな魚のおかずを、マヨネーズと塩麹で満足感のある一品にします。マヨネーズに含まれる脂質は、乳化されているので胃腸に負担をかけづらいのが特徴です。

プラスワン

すりごまをプラス。材料表Aにすり白ごま小さじ1を加え、あとは同様に作る。

1人分 エネルギー170kcal
たんぱく質14.9g　塩分1.0g

圧力なべでやわらかく

短時間の加熱で、肉や魚をやわらかく調理できるのが圧力なべの魅力。
根菜などの繊維をやわらげるのにも重宝します。

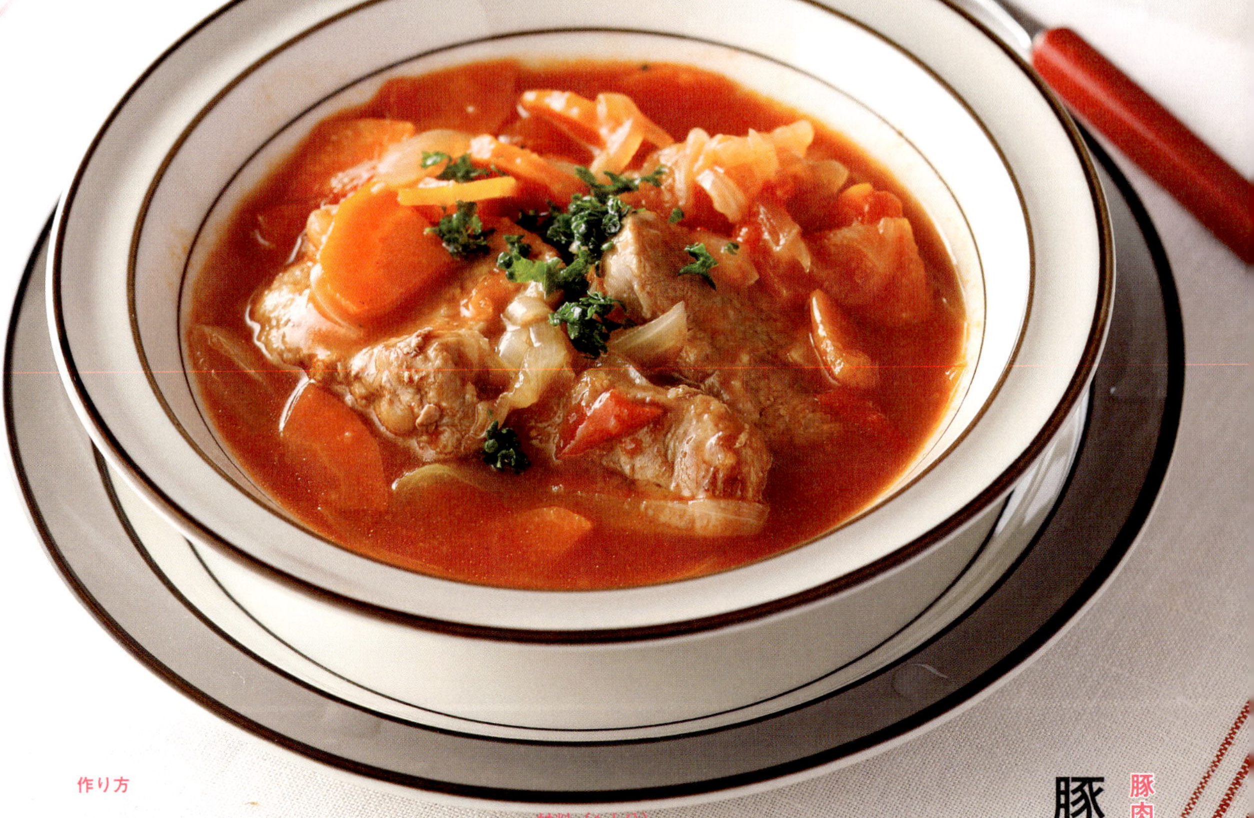

豚肉のトマト煮

豚肉と野菜のうま味が広がります

材料（1人分）

	豚ヒレかたまり肉	80g
	塩・こしょう	各少量
	小麦粉	小さじ1（3g）
	サラダ油	小さじ1（4g）
	トマト	80g
	玉ねぎ	80g
	にんじん	30g
A	水	150〜180mℓ
	ウスターソース	小さじ1（6g）
	トマトケチャップ	小さじ1（5g）
	ブイヨン（顆粒）	小さじ½（2g）
	パセリのみじん切り	少量

作り方

1 豚肉は1cm厚さに切り、包丁の背でたたいてのばし、塩とこしょうをふり、小麦粉をまぶす。
2 フライパンに油を中火で熱し、1を入れて両面をこんがり焼いて取り出す。
3 玉ねぎは薄切り、トマトは角切り、にんじんはいちょう切りにする。
4 圧力なべに玉ねぎを入れて広げ、2をのせ、にんじん、トマトをのせ、Aを加える。ふたをして強火にかけ、ピンが動き出したら弱火にし、7〜8分加熱する。火を止めてピンが下がるまでおく。ふたを取って再び中火にかけ、汁けを煮詰める。
5 器に4を盛り、パセリを散らす。

1人分

エネルギー	たんぱく質	塩分
226kcal	19.9g	2.1g

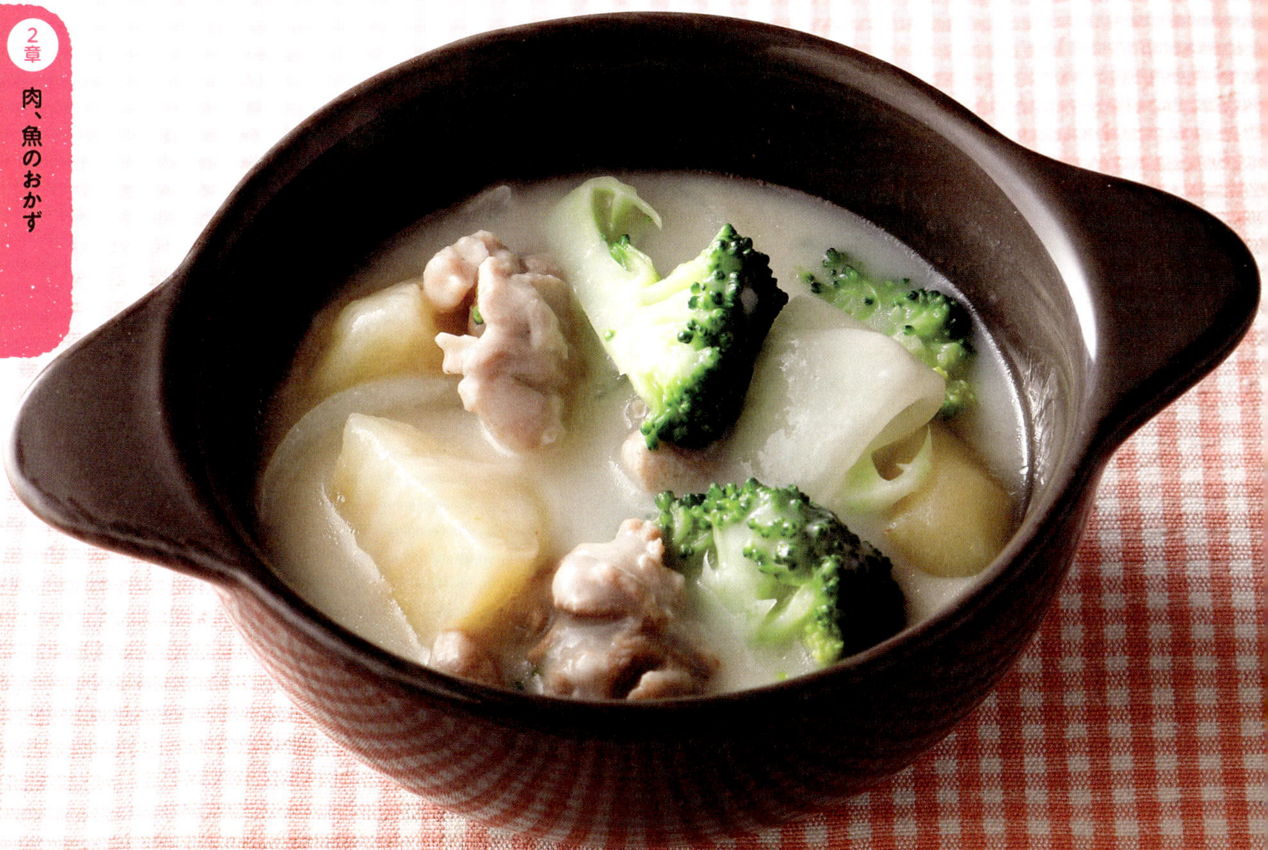

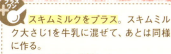

まろやかでほっとする味わい

鶏肉と野菜のホワイトシチュー

1人分

エネルギー 409kcal　たんぱく質 20.9g　塩分 1.9g

材料（1人分）

鶏もも肉（皮なし）		60g
じゃがいも		80g
玉ねぎ		80g
ブロッコリー		30g
塩・こしょう		各適量
A	水	150〜180mℓ
	ブイヨン（顆粒）	小さじ½（2g）
B	バター	大さじ1（12g）
	小麦粉	大さじ1（9g）
	牛乳	150〜180mℓ

プラスワン

スキムミルクをプラス。スキムミルク大さじ1を牛乳に混ぜて、あとは同様に作る。

1人分 エネルギー431kcal　たんぱく質22.9g　塩分2.0g

作り方

1 鶏肉は一口大に切り、塩、こしょう各少量をふる。

2 じゃがいも、玉ねぎは大きめの一口大に切る。ブロッコリーは小房に分けてやわらかくゆでる。

3 圧力なべに1、2のじゃがいも、玉ねぎ、Aを入れる。ふたをして強火にかけ、ピンが動き出したら4分ほど加熱し、火をとめて5分ほどおき、圧を抜いてふたをあける。

4 3にブロッコリー、材料表の順に混ぜ合わせたBを加え、ふたをしないで中火にかけ、とろみがつくまで煮て、塩、こしょうで味を調える。

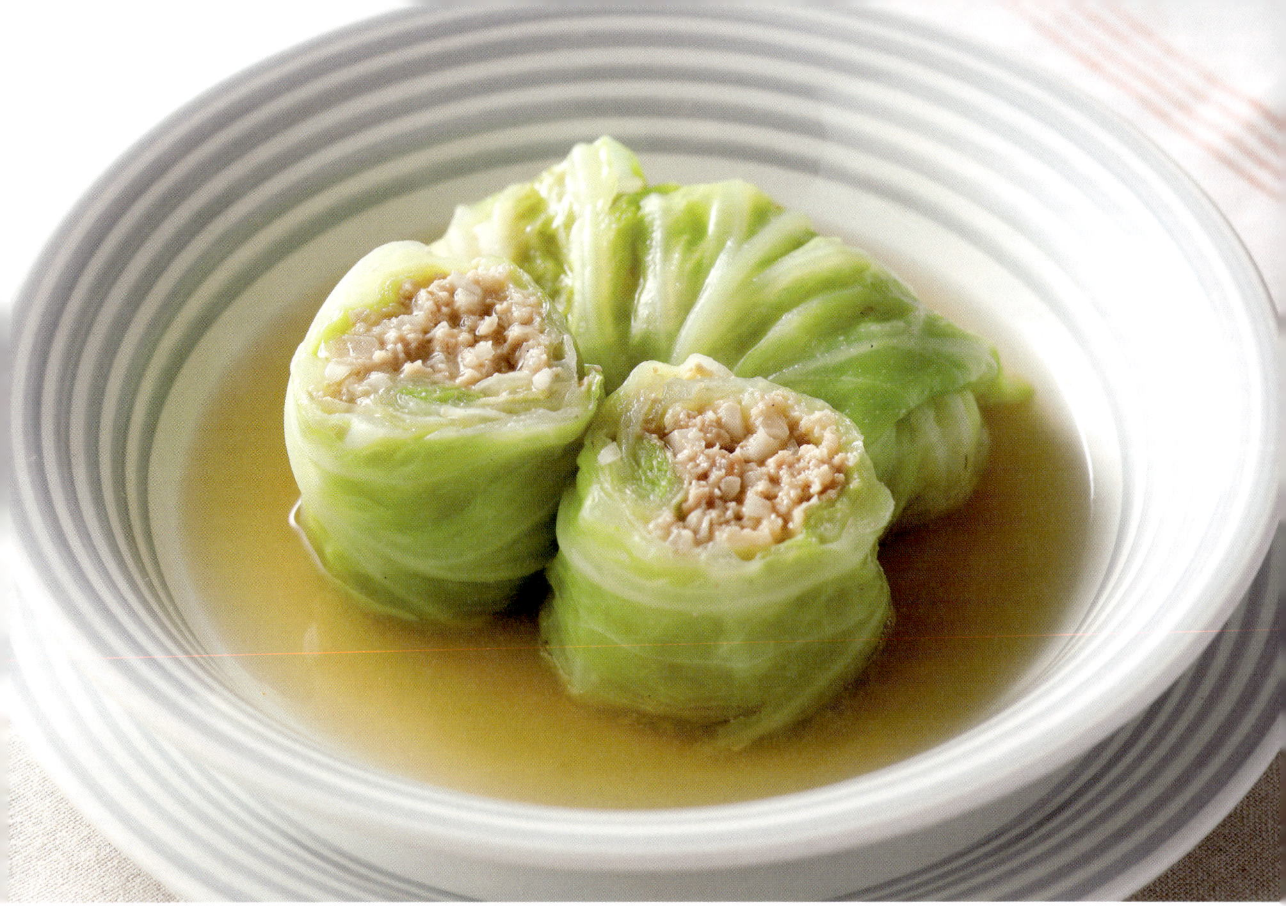

とろけるような食感は圧力なべならでは

ロールキャベツ

材料（1人分）

	キャベツ	大2枚（160g）
A	豚ひき肉	50g
	玉ねぎのみじん切り	30g
	溶き卵	¼個分（12g）
	生パン粉	大さじ2（6g）
	塩・こしょう	各少量
B	水	150〜180㎖
	ブイヨン（顆粒）	小さじ½（2g）
	塩・こしょう	各適量

作り方

1 キャベツはさっとゆで、ざるに上げる。

2 ボウルにAを入れてよく混ぜる。キャベツを1枚ずつ広げ、肉ダネを半量ずつのせて両端を折り込みながら巻く。

3 圧力なべに2、Bを入れる。ふたをして強火にかけ、ピンが動き出したら火を弱めて5分ほど加熱し、火を止め、圧をぬいてふたをあける。

4 3を中火にかけ、塩、こしょうで味を調える。

ここがPoint キャベツの芯や太い筋も、圧力なべなら短時間でやわらかく煮上がります。倍量作っておくのもおすすめ。冷蔵庫で2日間ほど保存できます。

プラスワン 粉チーズをプラス。作り方2で肉だねに粉チーズ小さじ1を混ぜ、あとは同様に作る。
1人分 エネルギー217kcal たんぱく質14.4g 塩分1.5g

1人分

エネルギー	たんぱく質	塩分
207kcal	13.6g	1.5g

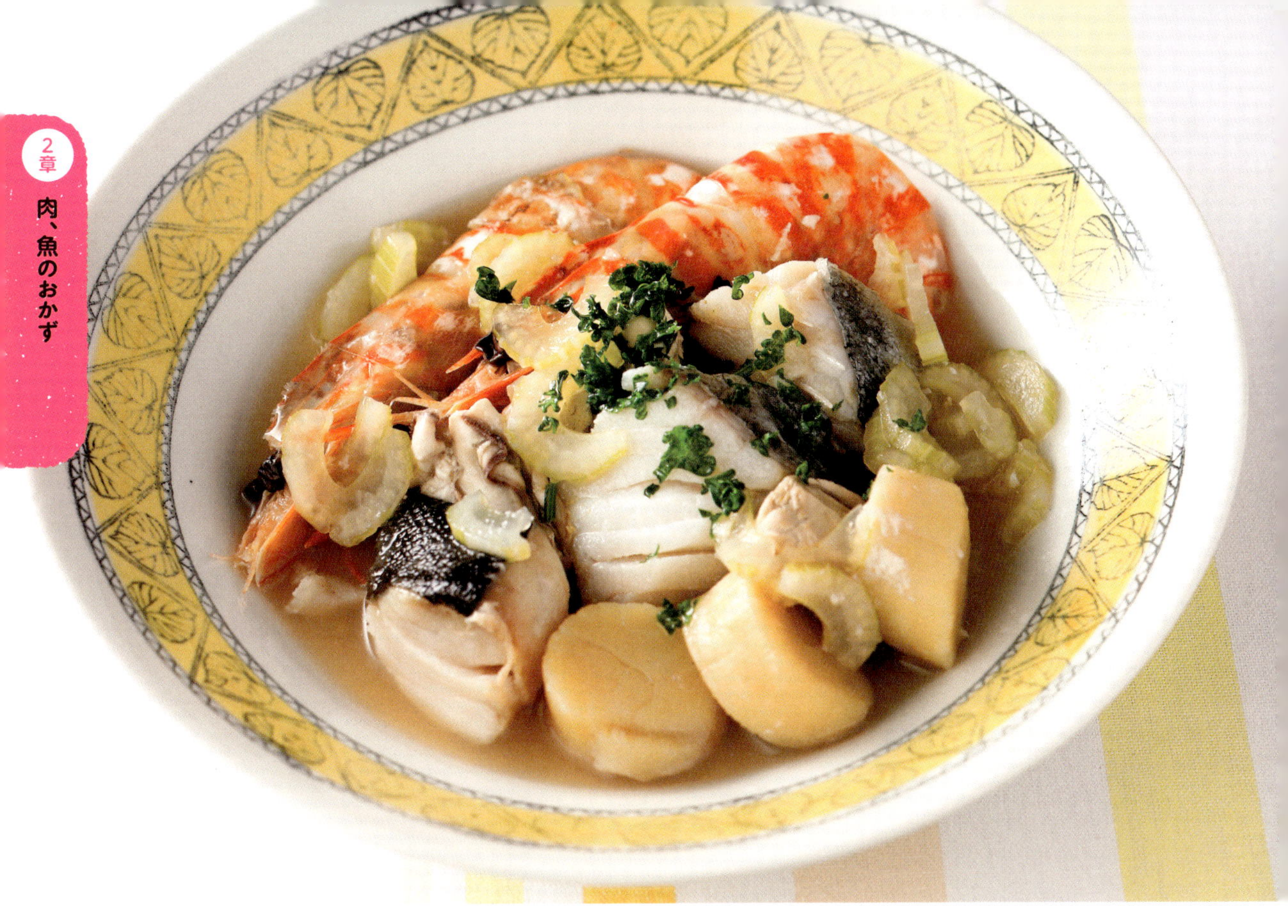

ブイヤベース

魚介のうま味が凝縮した贅沢な味わい

材料（1人分）

生タラ	1切れ（80g）
殻つきエビ	2尾（40g）
ホタテ貝柱	3個（120g）
セロリ	¼本（25g）
白ワイン	100mℓ
ホールトマト缶	¼缶（100g）
ブイヨン（顆粒）	小さじ¼（1g）
オリーブ油	小さじ1（4g）
塩・こしょう	各少量
パセリのみじん切り	少量

作り方

1 セロリは薄切りにする。
2 圧力なべにタラとパセリ以外の材料を入れ、ふたをして強火にかけ、ピンが動き出したら5分ほど加熱し、火を止める。ふたの上から水をかけて圧を出し、ふたをあける。
3 2にタラを加え、ふたをしないで強火にかけ、タラに火が通るまで煮る。
4 器に3の具材を盛り、汁をざるで漉し入れ、パセリを散らす。

1人分
エネルギー 343kcal　たんぱく質 44.2g　塩分 1.4g

ここがPoint
魚介類は好みのもので代用してかまいません。残ったスープでごはんを煮るリゾットは、消化もよくおすすめです。

プラスワン
粉チーズをプラス。でき上がりに粉チーズ小さじ1をふる。
1人分 エネルギー352kcal
たんぱく質45.1g　塩分1.5g

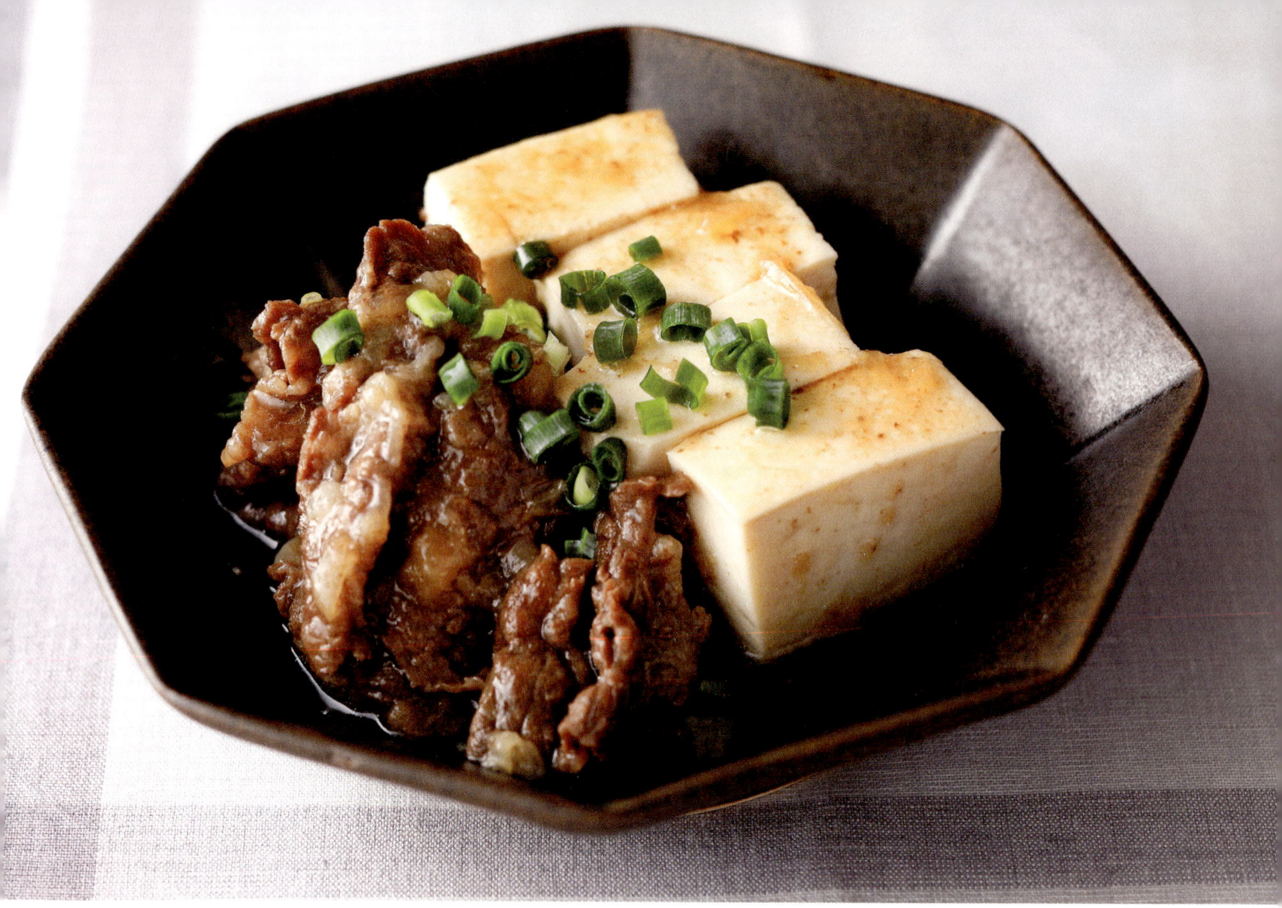

肉豆腐

赤身肉がとろけるようなやわらかさに

材料（1人分）

牛もも肉		80g
もめん豆腐		100g
玉ねぎ		50g
しょうがのすりおろし		5g
A	だし	150mℓ
	しょうゆ	大さじ1（18g）
	酒	小さじ2（10g）
	砂糖	小さじ2（6g）
	みりん	小さじ1（6g）
サラダ油		小さじ1（4g）
万能ねぎの小口切り		10g

作り方

1 牛肉、豆腐は食べやすく切る。玉ねぎは薄切りにする。

2 圧力なべに油を中火で熱し、玉ねぎを加えてさっと炒め、牛肉、しょうがを加えて炒める。肉の色が変わり始めたらAと豆腐を加え、ふたをしてピンが動き出したら火を弱めて3分ほど加熱し、火を止め、そのまま圧がぬけるまでおく。

3 器に2を盛り、万能ねぎを散らす。

ここがPoint 圧力なべの効果に加え、酵素が豊富な玉ねぎと煮ることで肉のやわらかさが増します。

1人分

エネルギー	たんぱく質	塩分
345 kcal	24.3g	3.1g

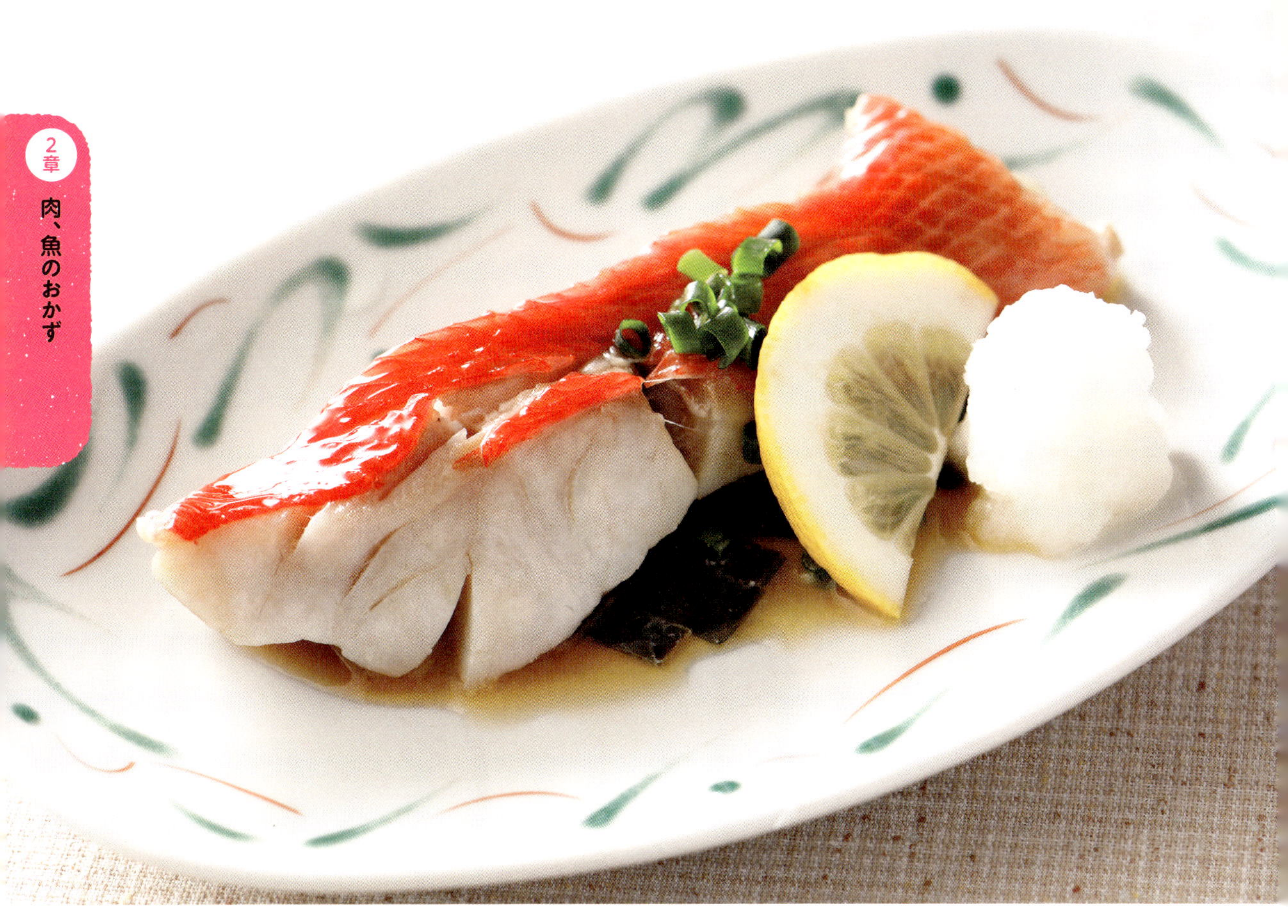

こんぶのうま味が味の決め手

キンメダイの酒蒸し

材料（1人分）

	キンメダイ	1切れ（80g）
	塩	少量
	こんぶ	7cm角
	酒	少量
A	だし	小さじ2（10g）
	しょうゆ	小さじ1（6g）
	レモン汁	小さじ1（5g）
B	大根おろし	50g
	レモンの半月切り	1枚（2g）
	万能ねぎの小口切り	10g

作り方

1 キンメダイは皮目に十字に切り目を入れ、塩をふって10分ほどおき、水けをふき取る。こんぶは1cm幅に切る。
2 耐熱皿にこんぶ、キンメダイの順に入れて酒をふる。
3 圧力なべに水1カップ（分量外）を入れて蒸し台を入れ、2をのせる。ふたをして強火にかけ、ピンが動き出したら火を止め、そのまま5分ほどおく。ふたの上から水をかけて圧を出し、ふたをあける。
4 器にこんぶ、キンメダイを盛り、Bを添え、万能ねぎを散らす。

ここがPoint　こんぶには代表的なうま味物質の一つ「グルタミン酸」が含まれます。こんぶのよい香りとうま味成分で食欲をアップします。

1人分

エネルギー	たんぱく質	塩分
154kcal	15.6g	1.8g

ビーフシチュー

牛すね肉と野菜のうま味が調和した本格味

材料（1人分）

牛すね肉		80g
塩・こしょう		各少量
小麦粉		大さじ½（4.5g）
にんじん		40g
じゃがいも		100g
玉ねぎ		100g
サラダ油		大さじ½（6g）
赤ワイン		25mℓ
バター		小さじ2（8g）
A	セロリ	⅛本
	パセリの茎	¼本
	ローリエ	¼枚
	水	150mℓ
	トマトジュース	50mℓ
	固形チキンコンソメ	½個（2.5g）
B	トマトケチャップ	小さじ1弱（4g）
	ウスターソース	小さじ1弱（4g）
	砂糖	小さじ⅓（1g）
	塩・こしょう	各少量
グリーンピース（冷凍）		5g

1人分

エネルギー 465kcal　たんぱく質 20.1g　塩分 2.5g

作り方

1 牛肉は一口大に切って塩、こしょうをふり、小麦粉をまぶす。
2 にんじん、じゃがいもは大きめの一口大に切り、じゃがいもは水にさらして水けをきる。玉ねぎは半量をくし形に切り、残りはみじん切りにする。
3 フライパンにバター半量を中火で溶かし、1を入れて全体に焼き色がつくまで焼き、赤ワインを加え、ふたをして1～2分蒸し焼きにする。
4 圧力なべに残りのバターを入れて中火で溶かし、玉ねぎのみじん切りを入れてきつね色になるまで炒め、3、Aを加える。ふたをして強火にかけ、ピンが動き出したら15分ほど加熱し、火をとめて5分ほどおき、圧を抜き、ふたをあける。
5 4ににんじん、じゃがいも、くし形切りの玉ねぎ、Bを加え、ふたをして強火にかけ、ピンが動き出したら5分ほど加熱し、火をとめて10分ほどおき、ふたの上から水をかけて圧を出し、ふたをあける。
6 器に5を盛り、熱湯をかけて解凍したグリーンピースを散らす。

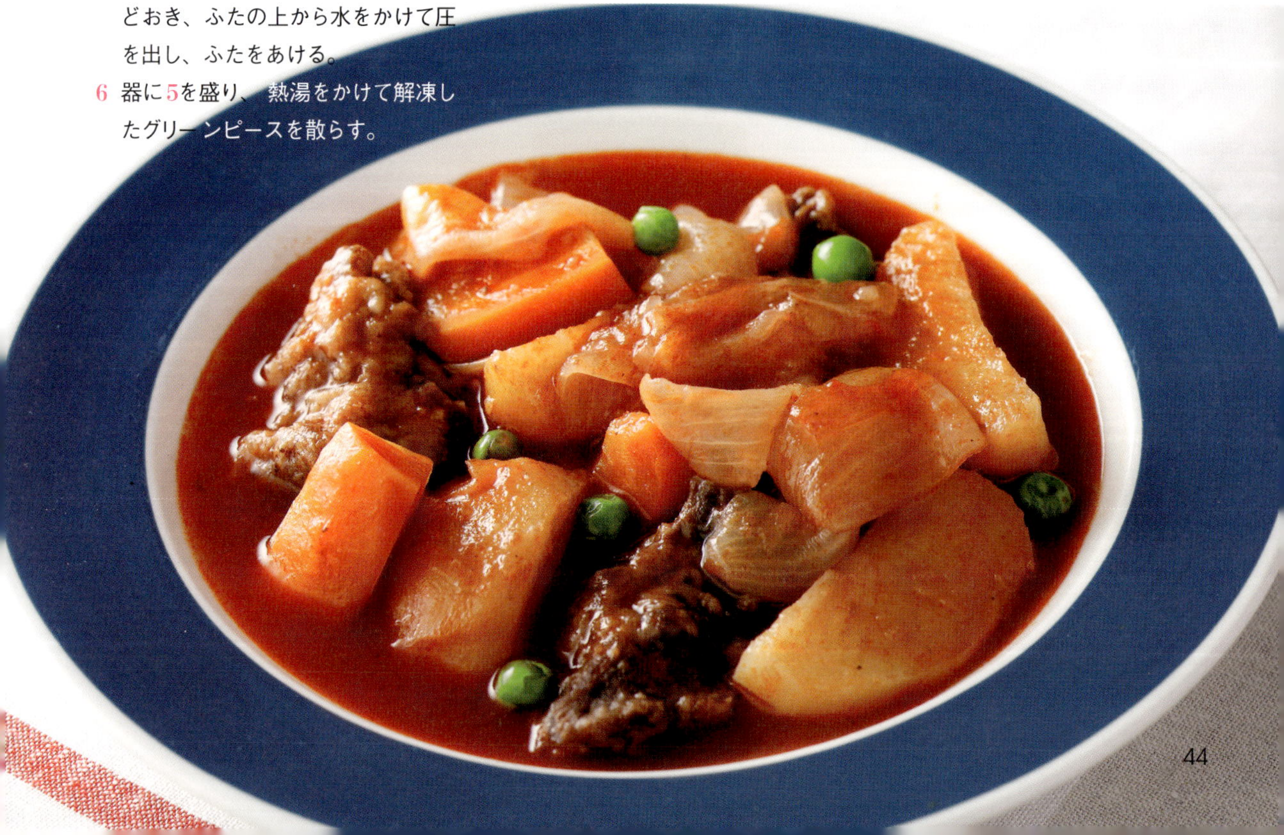

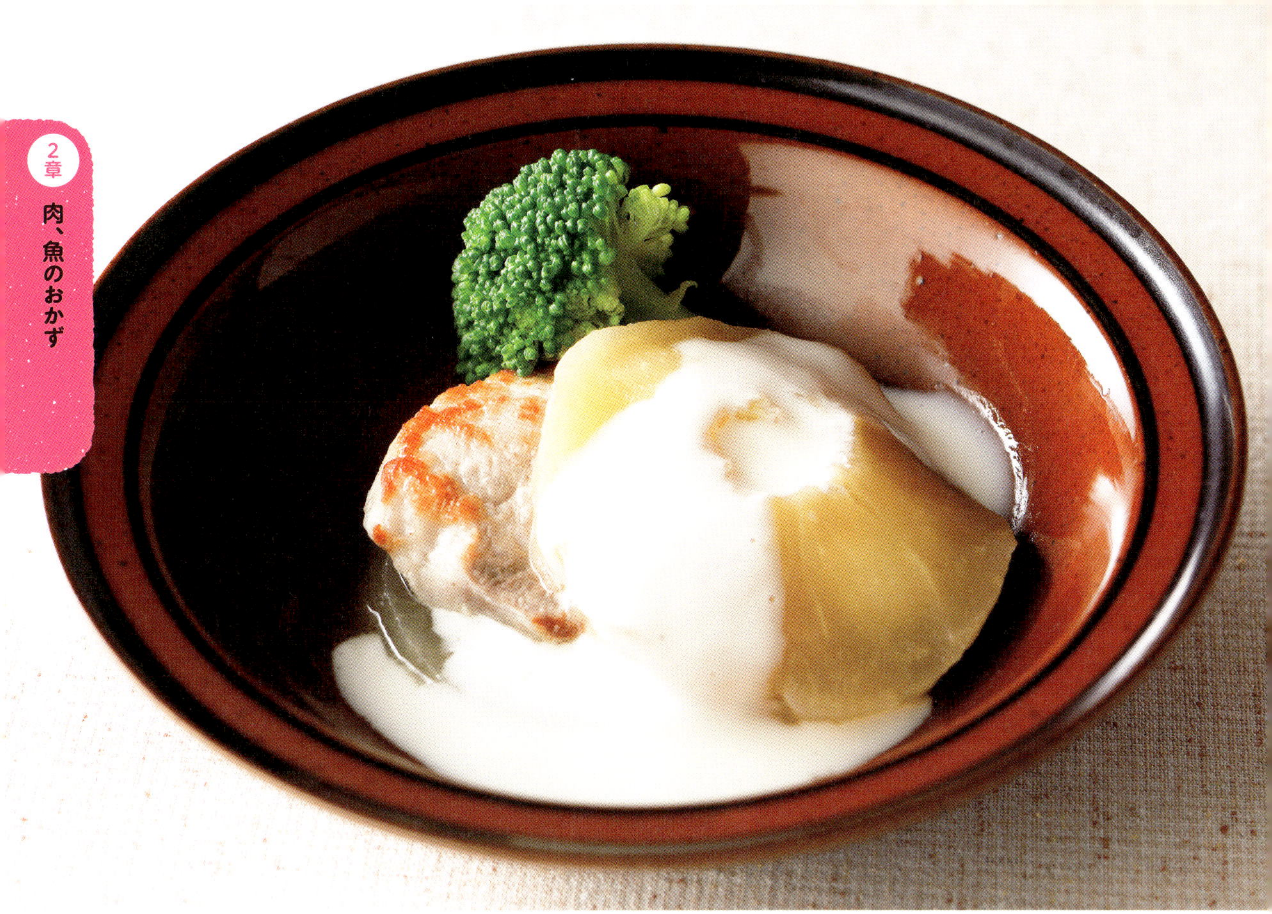

甘酸っぱさが豚肉のうま味を引き立てます

豚肉とりんごの煮込み

材料（1人分）

豚ももトンカツ用肉（脂身なし）	80g
りんご	½個（80g）
塩・こしょう	各少量
サラダ油	小さじ1（4g）
水	適量
ブイヨン（顆粒）	小さじ¼（1g）
バター	小さじ1（4g）
小麦粉	小さじ1（3g）
牛乳	25mℓ
ブロッコリー（小房に分けてやわらかくゆでる）	20g

作り方

1 豚肉は包丁の背で軽くたたき、塩、こしょうをふる。
2 圧力なべにサラダ油を中火で熱し、1を入れて両面を焼いて取り出す。
3 りんごは2枚の輪切りにして皮をむいて芯を抜く。2枚で2をはさむ。
4 圧力なべに3を入れ、材料の半分の高さまで水を加え、ブイヨン（顆粒）を加える。ふたをして強火にかけ、ピンが動き出したら5分ほど加熱し、火をとめて5分ほどおく。圧を抜き、豚肉とりんごを器に盛る。
5 フライパンにバターを中火で溶かし、小麦粉を入れて炒め、牛乳と4の煮汁を加えてのばし、とろみが出るまで煮詰める。
6 4に5をかけ、ブロッコリーを添える。

プラスワン

スキムミルクをプラス。スキムミルク小さじ1を牛乳に混ぜて、あとは同様に作る。
1人分 エネルギー266kcal
たんぱく質19.5g　塩分1.1g

1人分

エネルギー	たんぱく質	塩分
259kcal	18.8g	1.0g

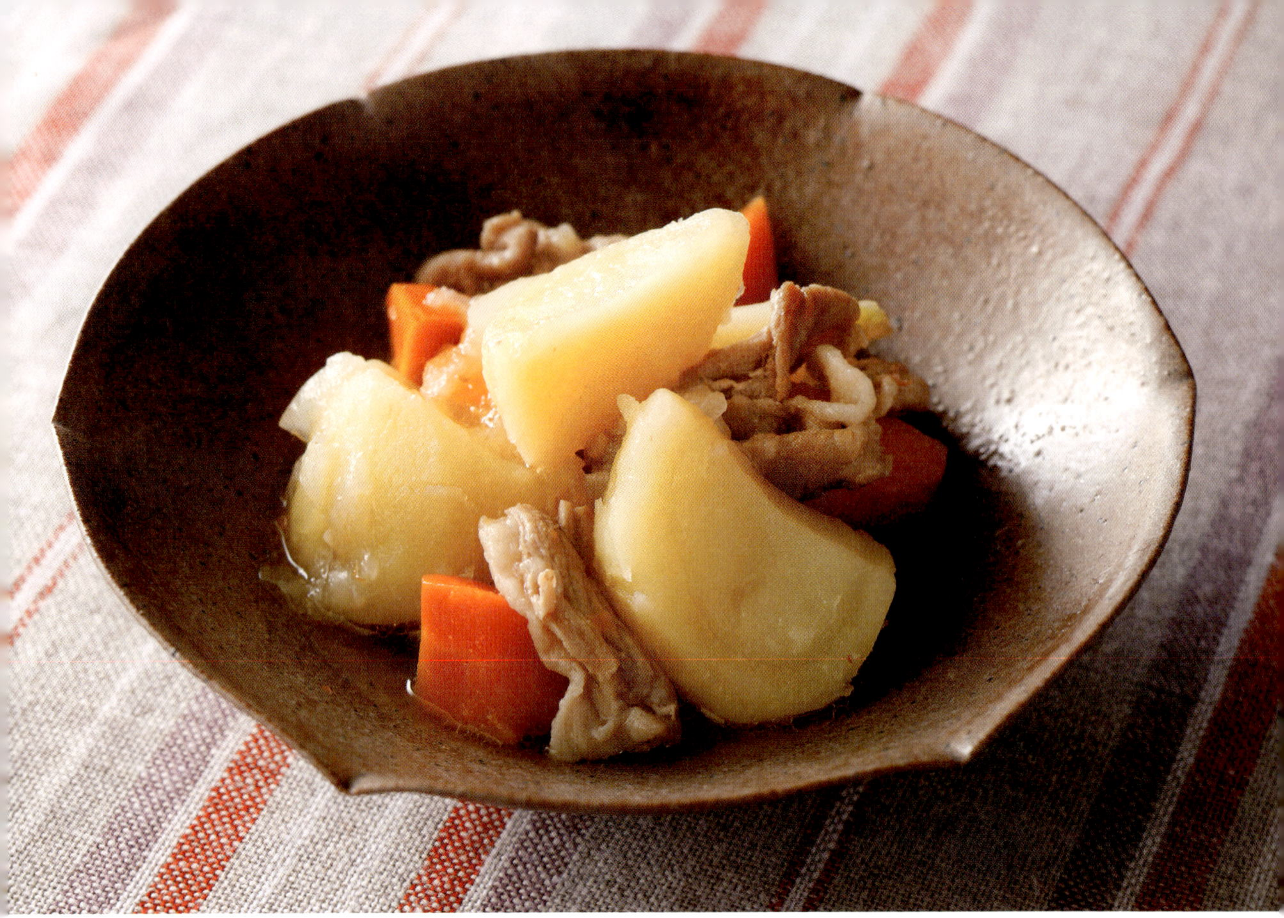

肉じゃが

じゃがいものホクホク感が楽しめます

材料（1人分）

豚もも薄切り肉	50g
じゃがいも	80g
にんじん	20g
玉ねぎ	50g
サラダ油	小さじ1弱（3g）
A みりん	大さじ½（9g）
A 酒	大さじ½（8g）
A しょうゆ	小さじ2（12g）
A 砂糖	小さじ1（3g）
だし	50mℓ

作り方

1 豚肉は食べやすく切る。じゃがいも、にんじんは乱切りにする。玉ねぎはくし形に切る。

2 フライパンにサラダ油を中火で熱し、豚肉を入れて炒め、色が変わってきたら玉ねぎを加えてさっと炒め、Aを加えてひと煮する。

3 圧力なべにじゃがいも、にんじんを入れ、2とだし汁を加える。ふたをして強火にかけ、ピンが動き出したら5分ほど加熱し、火を止める。そのまま圧がぬけるまでおき、ふたをあけてそっと混ぜる。

ここがPoint 炒め油は少量にするのが、胃腸に負担をかけないポイントです。

1人分

エネルギー	たんぱく質	塩分
240kcal	13.8g	1.9g

アジで代用してもおいしい！

ニジマスの甘露煮

1人分

エネルギー 321 kcal
たんぱく質 22.6g
塩分 2.3g

材料（1人分）

- ニジマス……1尾（100g）
- A
  - 水……150〜180mℓ
  - 酒……大さじ1⅔（25g）
  - みりん……大さじ1弱（15g）
  - しょうゆ……大さじ1弱（15g）
  - 砂糖……小さじ2（6g）

作り方

1 ニジマスは内臓とエラを除いて洗い、塩小さじ½（分量外）をふって軽くこすってぬめりを取り、水で洗う。
2 圧力なべにA、1を入れ、ふたをして強火にかけ、ピンが動き出したら火を弱めて20分ほど加熱し、火を止め、そのまま圧が抜けるまでおく。
3 ふたをあけて中火にかけ、煮汁を煮詰める。

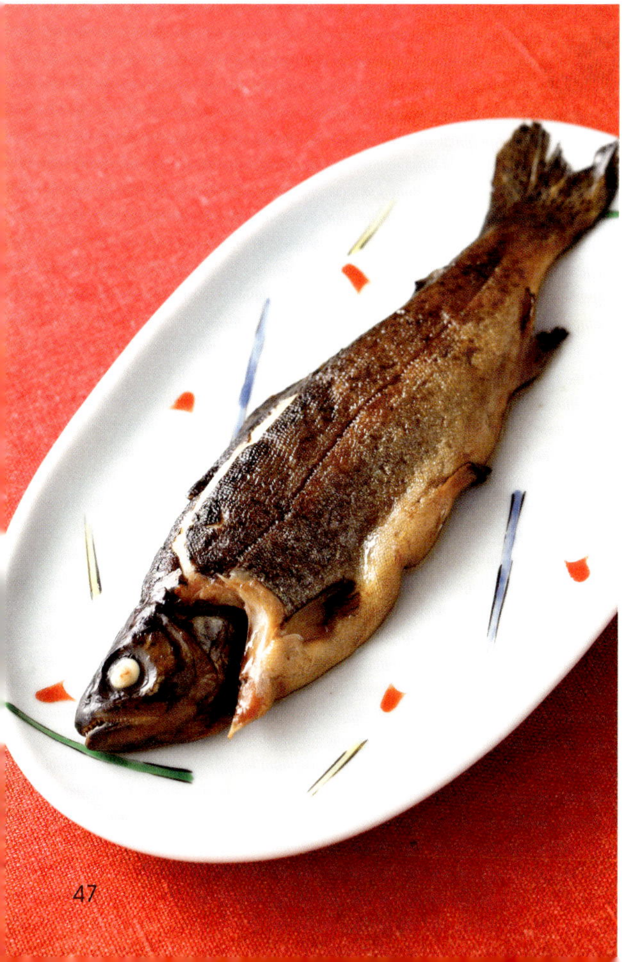

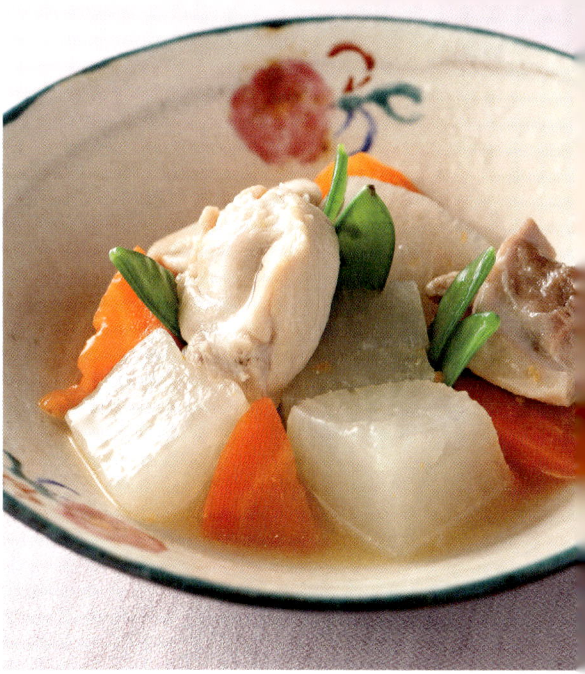

鶏肉のうま味がしみた野菜が最高

鶏肉と大根とにんじんの煮物

1人分

エネルギー 145 kcal
たんぱく質 12.9g
塩分 1.5g

材料（1人分）

- 鶏もも肉（皮なし）……60g
- 大根……80g
- にんじん……20g
- A
  - 水……150mℓ
  - しょうゆ……大さじ½（9g）
  - みりん……大さじ½（9g）
  - 酒……大さじ½（7.5g）
  - 砂糖……小さじ1弱（2g）
- 絹さや（やわらかくゆでる）……10g

作り方

1 鶏肉は一口大に切る。大根は1〜1.5cm厚さのいちょう切り、にんじんは乱切りにする。
2 圧力なべに1、Aを入れ、ふたをしてピンが動き出したら火を弱めて3分ほど加熱し、火を止め、そのまま圧がぬけるまでおく。
3 器に2を盛り、絹さやを添える。

ここがPoint 材料は同じくらいの大きさに切ると、均一に火が通ります。

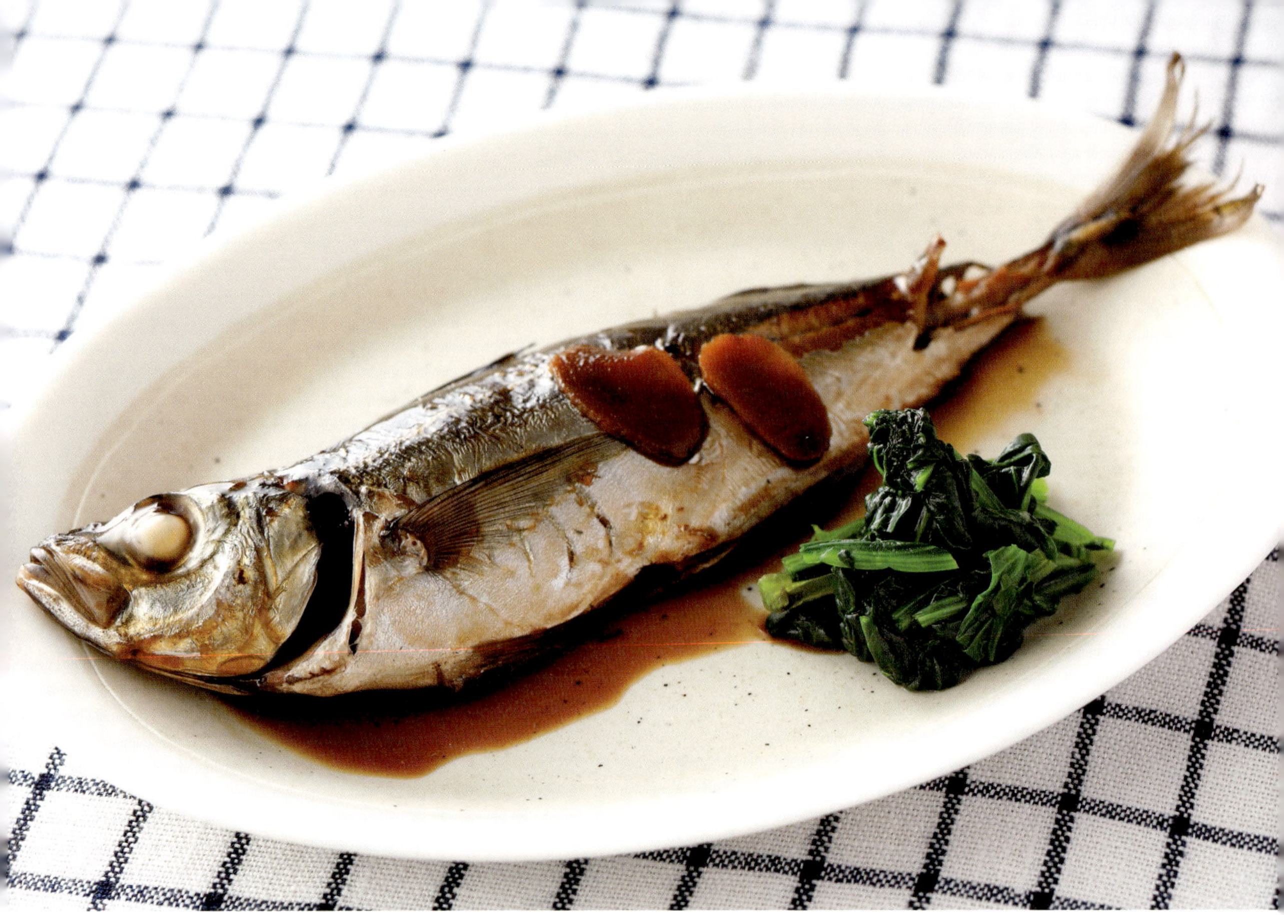

骨まで食べられるやわらかさです

アジのやわらか煮

材料（1人分）

アジ		1尾（60g）
小松菜		20g
A	水	150～180
	しょうゆ	大さじ1弱（15g）
	みりん	大さじ1弱（15g）
	砂糖	小さじ2（6g）
	しょうがの薄切り	5g

作り方

1 アジは内臓、ウロコ、ゼイゴを除き、水で洗い、水けをふき取る。小松菜はやわらかくゆでて水に取り、水けを絞って3～4cm長さに切る。

2 圧力なべにアジ、Aを入れ、ひたひたの水を加え、ふたをして強火にかけ、ピンが動き出したら弱火にして15分ほど加熱し、火をとめる。ふたの上から水をかけて圧を出し、ふたをあける。

3 器にアジを盛る。残った煮汁を煮詰めてかけ、小松菜を添える。

ここがPoint アジは下処理済みの物を利用すると簡単です。つけ合わせの青菜は旬の野菜をアレンジして季節感を楽しみましょう。

1人分

エネルギー	たんぱく質	塩分
150kcal	13.4g	2.4g

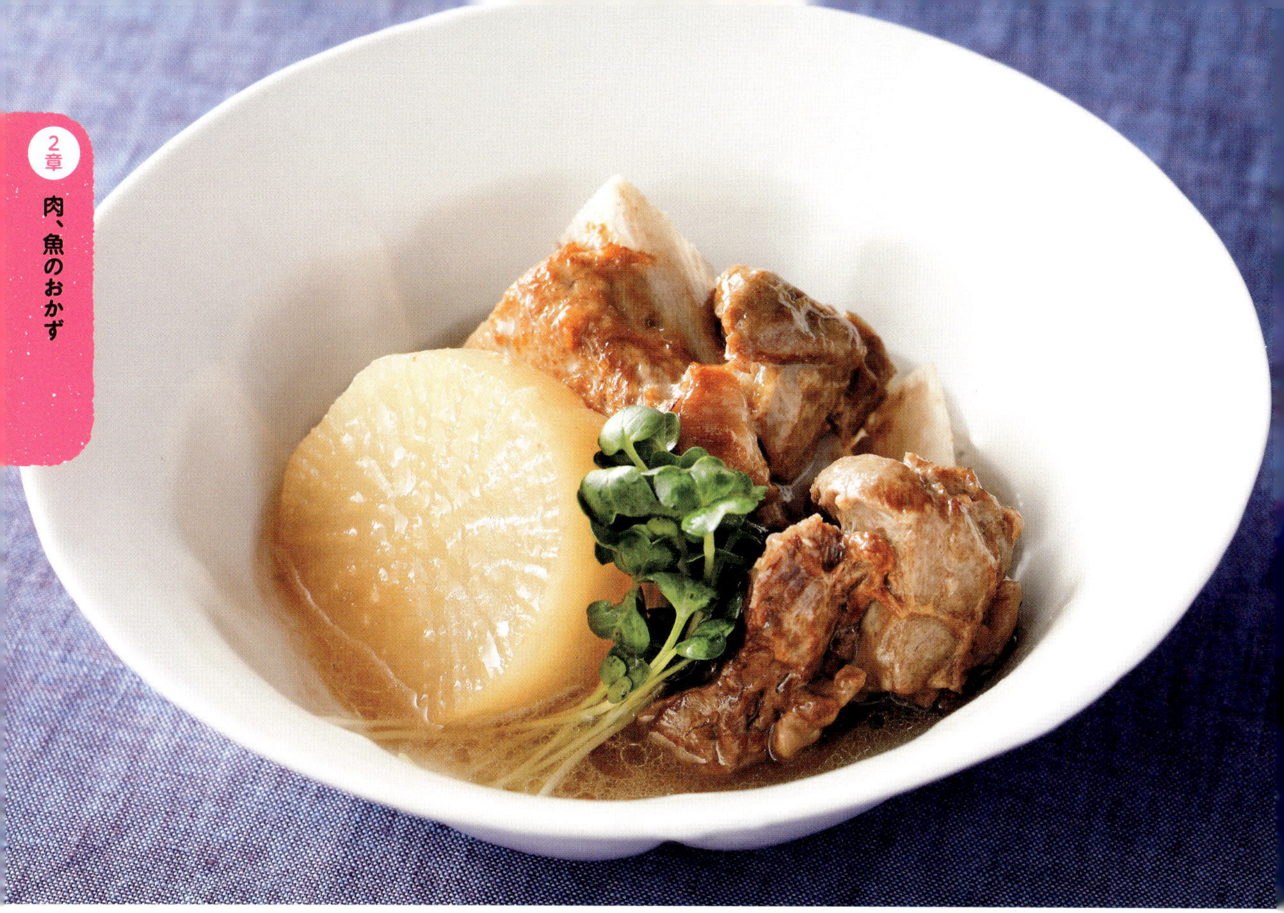

血合いのおおいカマは鉄分が豊富です

マグロカマと大根の甘辛煮

材料（1人分）

マグロのカマ		300g
大根		80g
水		250mℓ
A	ねぎ（葉の部分）	30g
	しょうがの薄切り	1片分
	酒	大さじ2（30g）
	しょうゆ	大さじ1（18g）
	みりん	大さじ1弱（15g）
	砂糖	大さじ1（9g）
カイワレ大根		5g

作り方

1 マグロのカマは、洗って熱湯をかけ、水けをふき取る。大根は2cm厚さの輪切りにする。

2 圧力なべに大根、分量の水を入れ、ふたをして強火にかけ、ピンが動き出したら火を弱めて5分ほど加熱し、火を止め、そのまま圧が抜けるまでおく。

3 ふたをあけてカマ、Aを入れ、ふたをして強火にかけ、ピンが動き出したら火を弱めて10分ほど加熱し、火を止め、そのまま圧が抜けるまでおく。ふたをとって強火で煮詰める。

4 器に3を盛り、カイワレ大根を添える。

ここがPoint カマは熱湯をかけて生臭みを取ってから煮るのがおいしさの秘訣です。

1人分

エネルギー	たんぱく質	塩分
273kcal	28.9g	2.8g

あんのとろみで、食べやすく

冬瓜のそぼろあんかけ

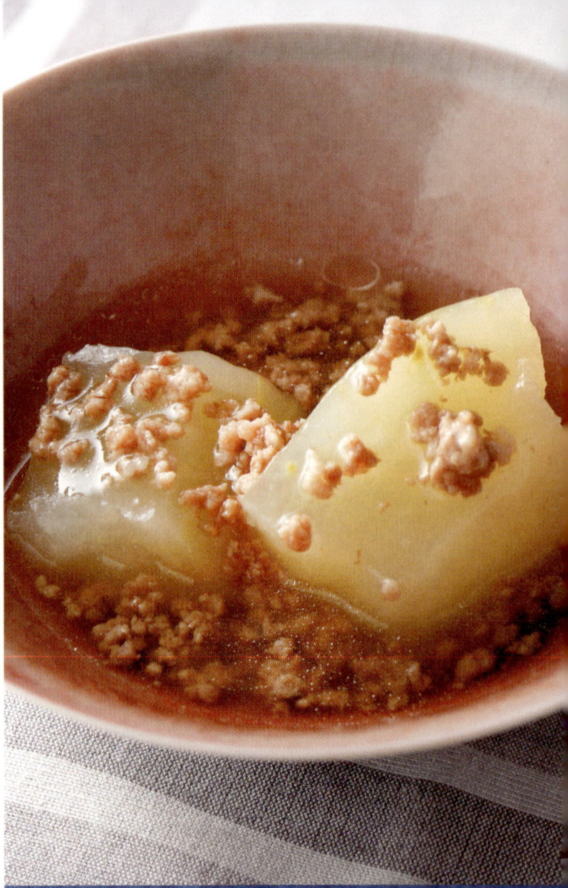

1人分

エネルギー 196 kcal

たんぱく質 12.8g

塩分 2.1g

材料（1人分）

冬瓜……100g

豚赤身ひき肉……50g

酒……小さじ2強（11g）

A だし……150〜180㎖

　みりん……小さじ2強（13g）

　しょうゆ……小さじ2強（13g）

　砂糖……小さじ2強（7g）

B 水……小さじ2強（10g）

　かたくり粉……小さじ2強（7g）

作り方

1 冬瓜は皮をむいて種を除き、4㎝角に切る。

2 圧力なべにひき肉、酒を入れて中火にかけ、いりつけ、色が変わったらAを加え、ふたをしてピンが動き出したら5分ほど加熱し、火を止め、圧を抜いてふたをあける。

3 2を強火にかけ、煮立ったら混ぜ合わせたBを加えてとろみをつける。

ここがPoint ひき肉は油を使わず、酒でいりつけてから煮ます。冬瓜のなめらかな口あたりで、食がすすまないときでも食べやすい一品です。

レモンの香りがアクセント

タイのホイル蒸し

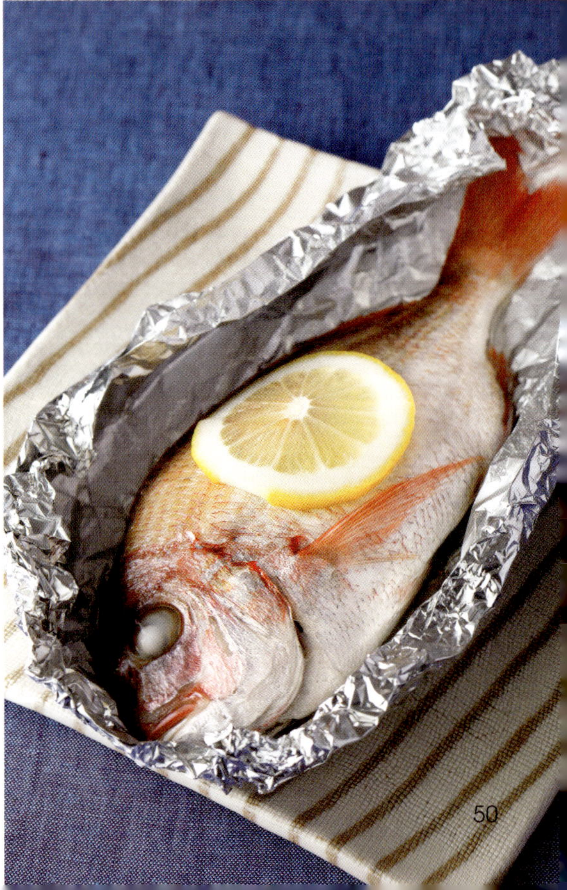

1人分

エネルギー 146 kcal

たんぱく質 16.8g

塩分 0.5g

材料（1人分）

コダイ……1尾（80g）

酒・塩・サラダ油……各少量

レモンの輪切り……1枚（5g）

作り方

1 コダイはうろこと内臓を除いて洗い、水けをふき取り、酒と塩をふる。

2 アルミ箔の片面にサラダ油を塗り、1をおいてレモンをのせ、ふんわりと包む。

3 圧力なべに水1カップ（分量外）を入れて蒸し台を入れ、2をのせる。ふたをして強火にかけ、ピンが動き出したら5分ほど加熱し、火を止めてそのまま2分ほどおく。ふたの上から水をかけて圧を出し、ふたをあける。

ここがPoint レモンの酸味は胃腸の刺激となりますが、蒸し焼きにすれば酸味は飛ぶので心配ありません。

3章

豆腐、卵のおかず

脂肪が少なく、たんぱく質が豊富な豆腐と卵は胃腸に負担をかけない優秀食材です。どちらも買い置きができ、扱いやすいので毎日の食事作りの負担を減らすのにも役立ちます。
淡泊になりがちなので、少量の油やにんにく、しょうがなどの香味野菜を効果的に使うのがポイントです。

消化をよくする卵、豆腐の調理法

1 卵は加熱しすぎない

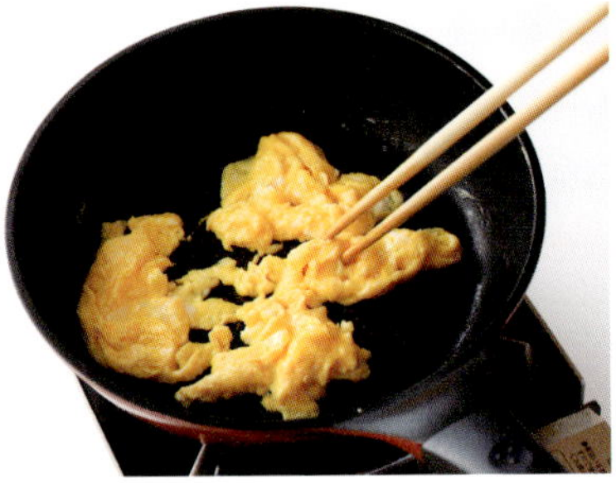

卵は生より半熟状のほうが早く消化されますが、加熱しすぎると逆に消化に時間がかかります。ゆでたり、炒めたり、卵とじにする場合も火を通しすぎないようにしましょう。

2 マヨネーズを利用する

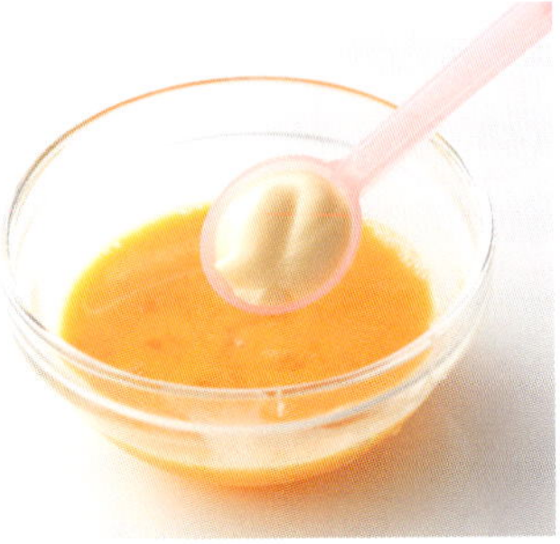

卵にマヨネーズを加えることで、マヨネーズの乳化された植物酢や酢が、加熱による卵の凝固をソフトにしてくれ、消化のしやすい状態に仕上がります。乳化された植物油は冷めてもかたまらないので、ふわふわのまま食べることができます。ハンバーグや肉団子、ホットケーキに入れても同じ効果があります。

3 高野豆腐を利用する

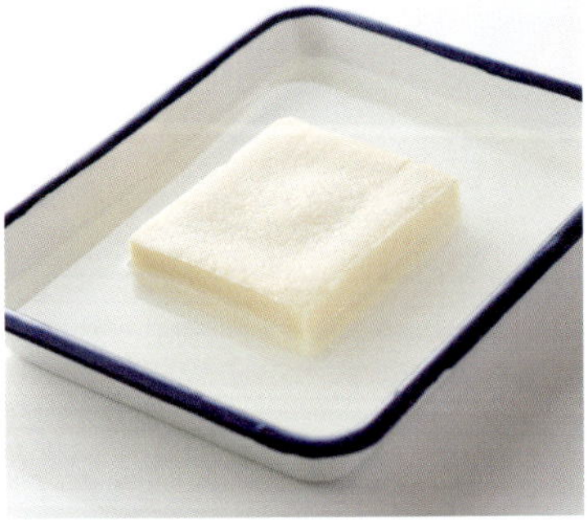

豆腐の代用品として注目したいのが高野豆腐です。豆腐の栄養が凝縮されており、高たんぱく質で低脂肪なので消化しやすく、胃腸に負担をかけにくい食材です。十分にもどして、やわらかくしてから調理してください。

4 豆腐は重曹入りの湯でゆでる

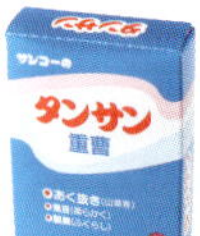

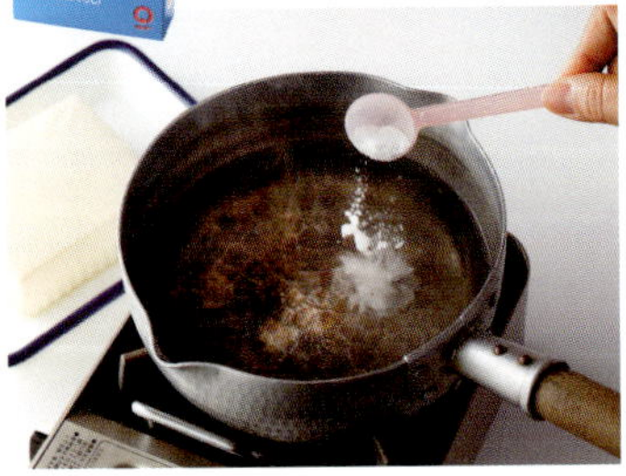

重曹の成分は炭酸水素ナトリウムです。弱アルカリ性でたんぱく質の結合を弱める働きがあるため、豆腐をゆでる際に料理用重曹（写真上）を加えるととろけるようにやわらかくなります。水 1 ℓ に重曹小さじ 1/2 ～ 1 を目安にしてください（写真下）。

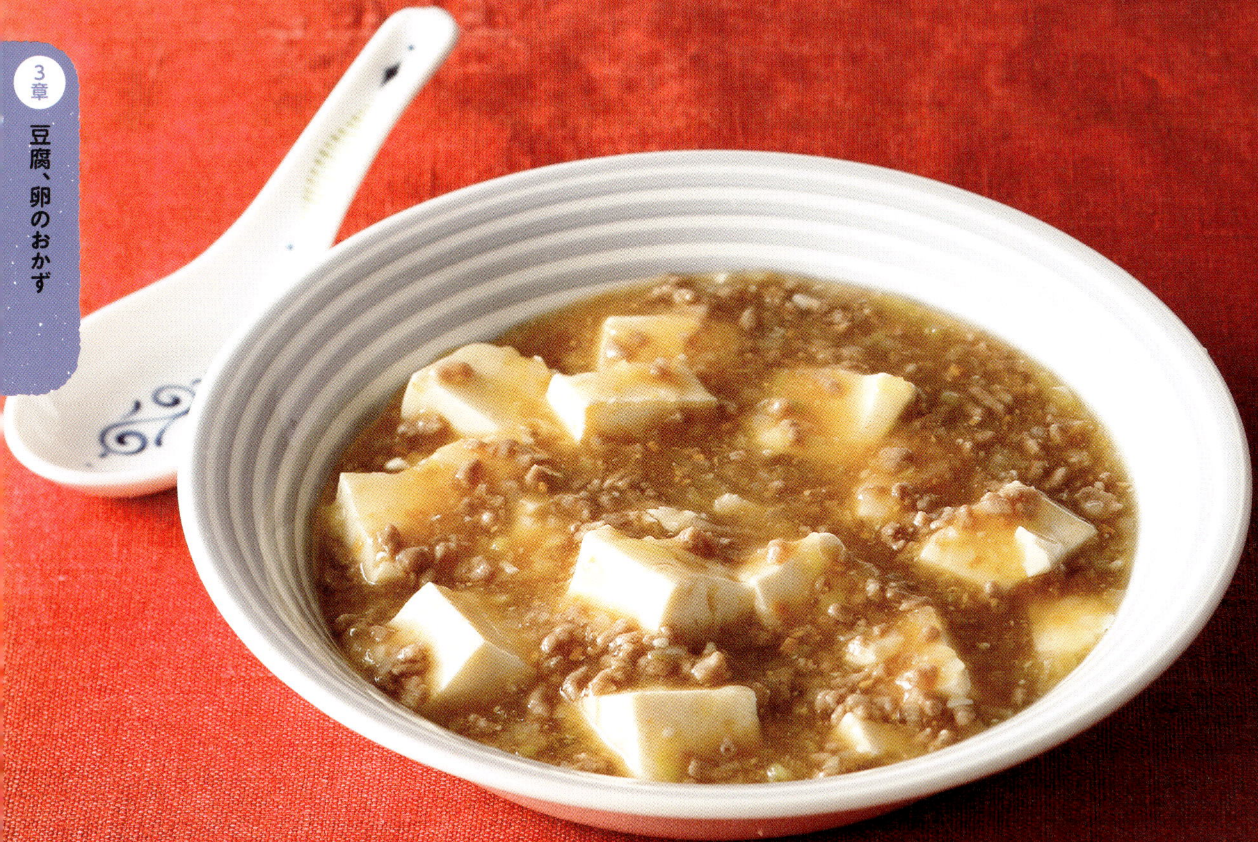

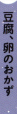

辛味の代わりに、香味野菜で風味づけします

胃腸に優しい 麻婆豆腐

材料（1人分）

もめん豆腐	½丁（150g）
豚ひき肉	50g
しょうがのすりおろし・にんにくのすりおろし	各5g
ごま油	大さじ½+小さじ1（10g）
ねぎのみじん切り	30g
A 水	150mℓ
A 中国風ブイヨン（顆粒）	小さじ⅔（2g）
A かたくり粉	小さじ2（6g）
A みそ	大さじ½（9g）
A 酒	大さじ½（7.5g）
A しょうゆ	小さじ⅔（4g）

作り方

1 豆腐はペーパータオルで包み、耐熱皿に入れて電子レンジに1分30秒ほどかけ、水気をきり、一口大に切る。
2 フライパンにゴマ油大さじ½、しょうが、にんにくを入れて中火で熱し、香りが立ったらひき肉を加えて炒める。肉の色が変わったらねぎ、混ぜ合わせたAを加えてとろみがつくまでよく混ぜる。
3 2に豆腐を加え、温まるまで煮て、ごま油小さじ1を加える。

ここがPoint
辛味を使わないので、胃腸を刺激する心配がありません。みそのコクとしょうが、ねぎの風味をアクセントにして、物足りなさを感じさせないようにします。

プラスワン
すりごまをプラス。でき上がりに、すり白ごま小さじ1をかける。
1人分 エネルギー403kcal たんぱく質21.5g 塩分3.3g

1人分
エネルギー 391kcal
たんぱく質 21.1g
塩分 3.3g

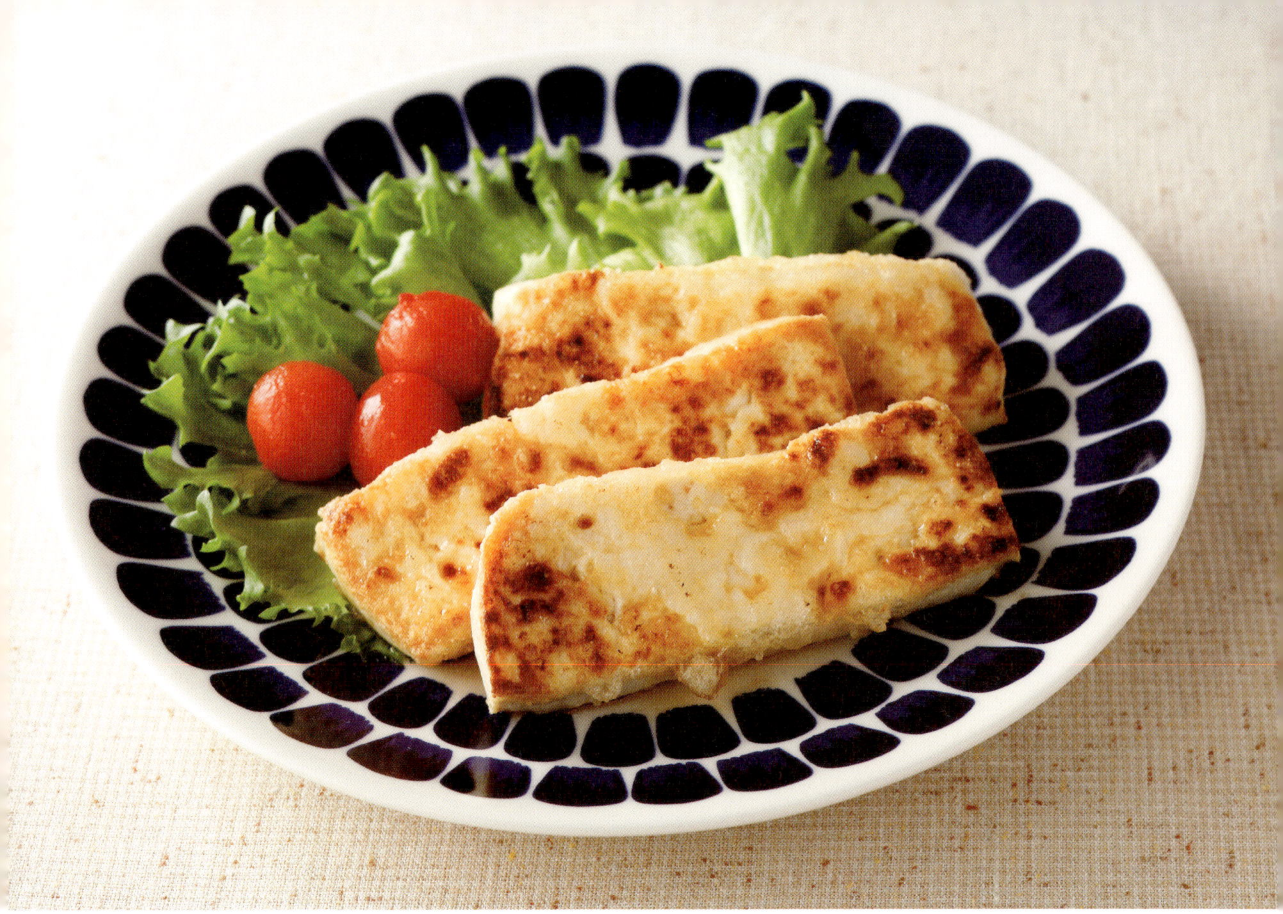

にんにく風味の照り焼き味で、満足感大

豆腐ステーキ

材料（1人分）

もめん豆腐	½丁（150g）
かたくり粉	大さじ1（9g）
サラダ油	小さじ2（8g）
A　みりん	小さじ2（12g）
しょうゆ	大さじ½（9g）
砂糖	小さじ⅓（2g）
こしょう	少量
にんにくのすりおろし	少量
バター	小さじ1（4g）
B　ミニトマト（湯むきする）	20g
リーフレタス	1枚（20g）

作り方

1 豆腐はペーパータオルで包み、耐熱皿に入れて電子レンジに1分30秒ほどかけ、水けをきる。6等分に切り、かたくり粉をまぶす。

2 フライパンに油を中火で熱し、1を入れて両面をこんがりと焼き、混ぜ合わせたAを加えて煮詰めながらからめ、バターを加える。

3 器に2を盛り、Bを添える。

ここがPoint　豆腐にかたくり粉をまぶしておくと、たれがよくからんでメリハリのある味に仕上がります。

1人分

エネルギー 295kcal　たんぱく質 11.2g　塩分 1.6g

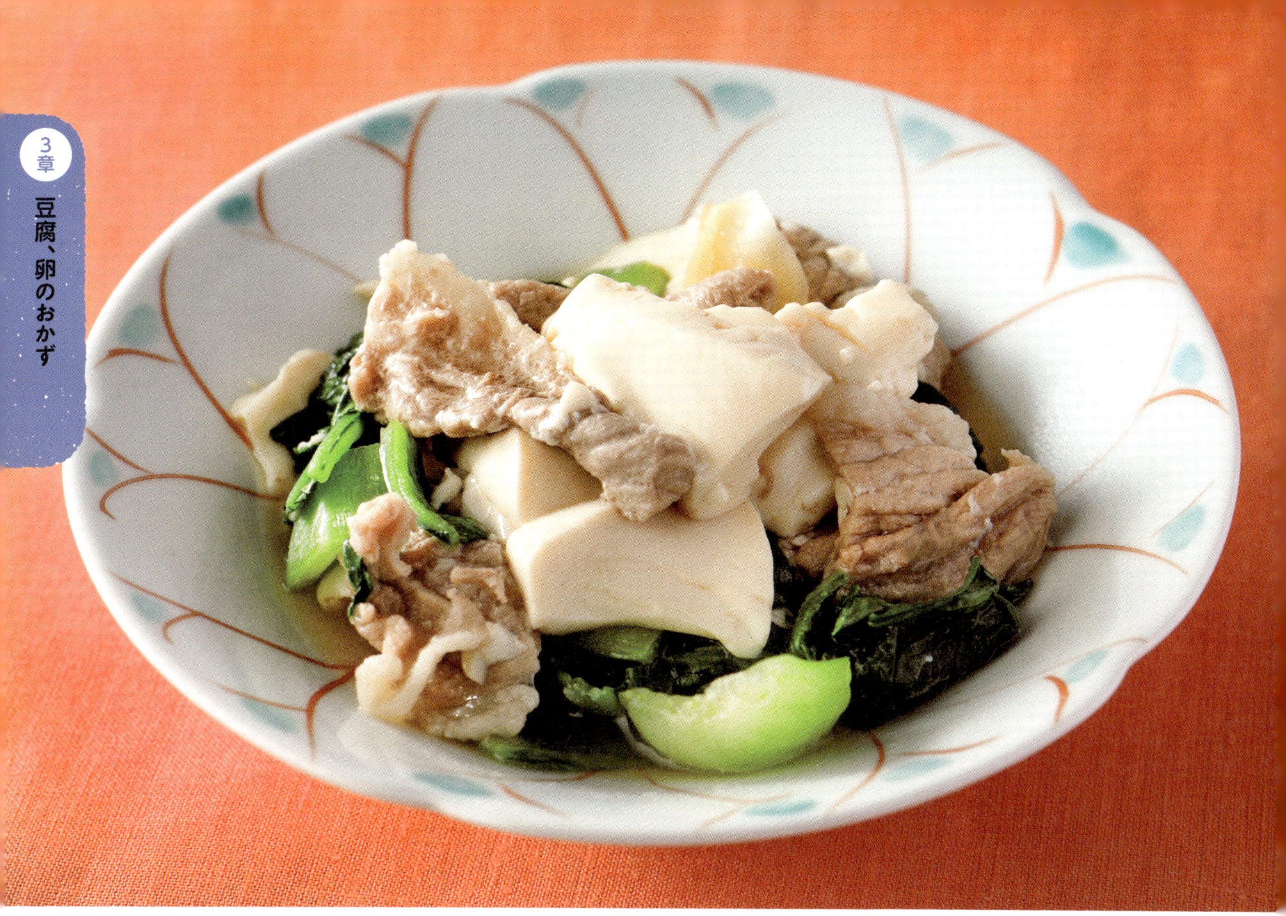

バランスがよいので、夜遅い食事にもおすすめ

青梗菜入り肉豆腐

材料（1人分）

絹ごし豆腐……½丁（150g）
豚もも薄切り肉……60g
青梗菜……75g
A だし……200mℓ
しょうゆ・みりん……各大さじ1（18g）
しょうがの薄切り……1枚

作り方

1 豚肉は一口大に切る。青梗菜は葉と芯に分け、食べやすい長さに切る。
2 なべにAを入れて中火にかけ、煮立ったら豚肉を1枚ずつ広げて加え、再び煮立ったらアクを取る。豆腐を大きくちぎって加えて3〜4分煮て、青梗菜の芯、葉の順に加え、6〜7分煮る。

ここがPoint
淡泊な豆腐に、豚肉のうま味を合わせて食べごたえを出します。豆腐のなめらかさと青梗菜の歯ざわりのコントラストで食べ飽きません。

1人分
エネルギー 240kcal
たんぱく質 22.8g
塩分 3.0g

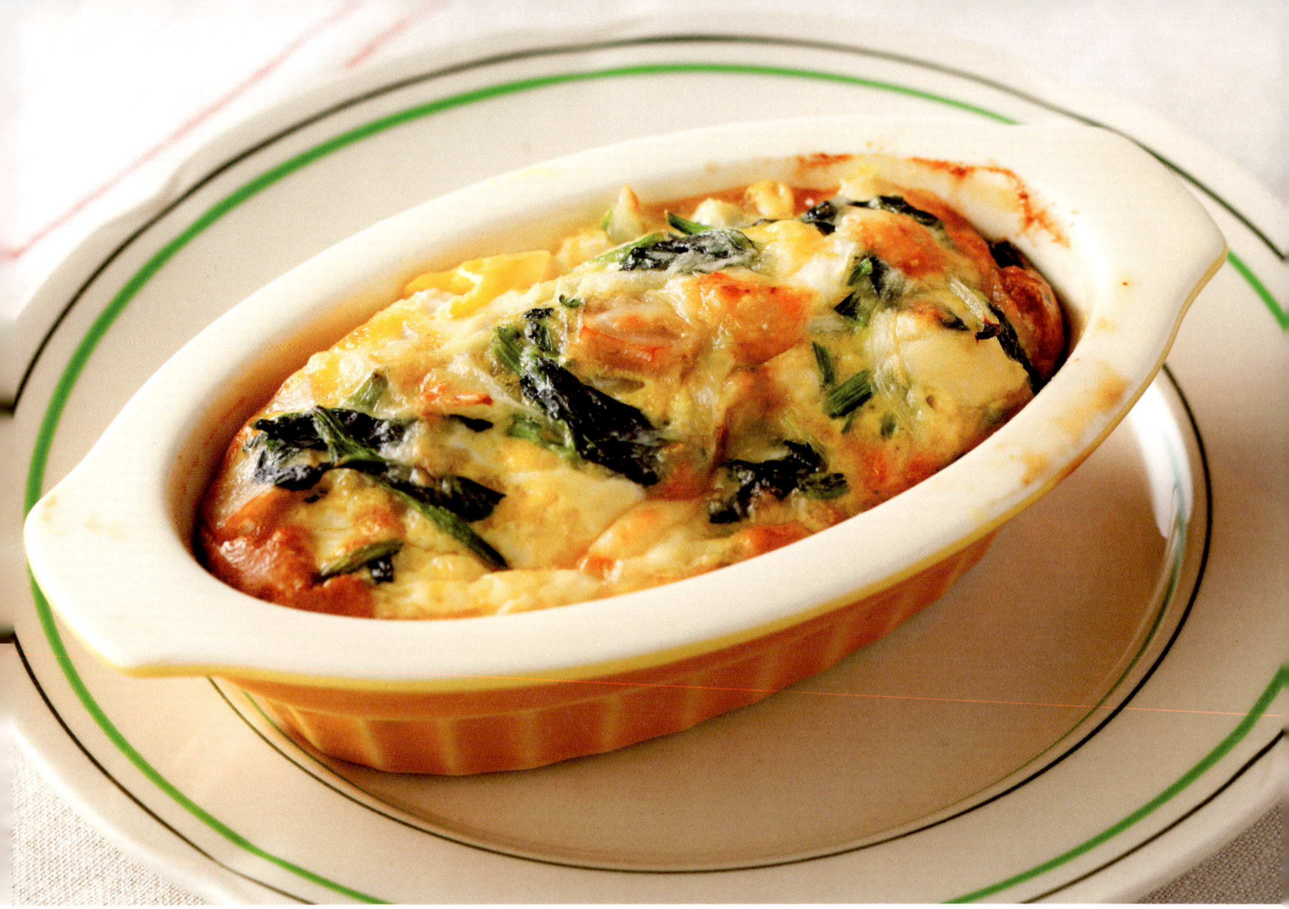

豆腐をソースにしたヘルシーさが魅力

ほうれん草と豆腐のキッシュ

材料（1人分）

	もめん豆腐	1/8丁（40g）
	ほうれん草	30g
	玉ねぎ	20g
	ボンレスハム（スライス）	20g
	塩・こしょう	各少量
	サラダ油	小さじ1（4g）
A	卵	1個（60g）
	生クリーム	小さじ1（5g）
	ピザ用チーズ	10g
	ブイヨン（顆粒）	少量

作り方

1 豆腐はペーパータオルで包み、耐熱皿に入れて電子レンジに1分30秒ほどかけ、水けをきり、一口大に切る。ほうれん草はゆでて水に取り、水けを絞って1cm長さに切る。玉ねぎは薄切り、ハムは1cm角に切る。

2 フライパンに油を中火で熱し、ほうれん草、玉ねぎ、ハムを入れて炒め、塩、こしょうを加える。

3 ボールに豆腐、Aを入れてよく混ぜ2を加えてさっくり混ぜる。

4 グラタン皿に3を流し入れ、200℃に熱したオーブンで焼き色がつくまで20〜30分焼く。

ここがPoint

豆腐をベースにして脂肪を控えつつ、卵、少量の生クリーム、ピザ用チーズでコクを出すのがおいしさのコツ。

プラスワン

粉チーズをプラス。作り方4で最後に粉チーズ小さじ1をふりかけ、あとは同様に焼く。

1人分 エネルギー264kcal たんぱく質18.4g 塩分1.5g

1人分

エネルギー	たんぱく質	塩分
254 kcal	17.6g	1.4g

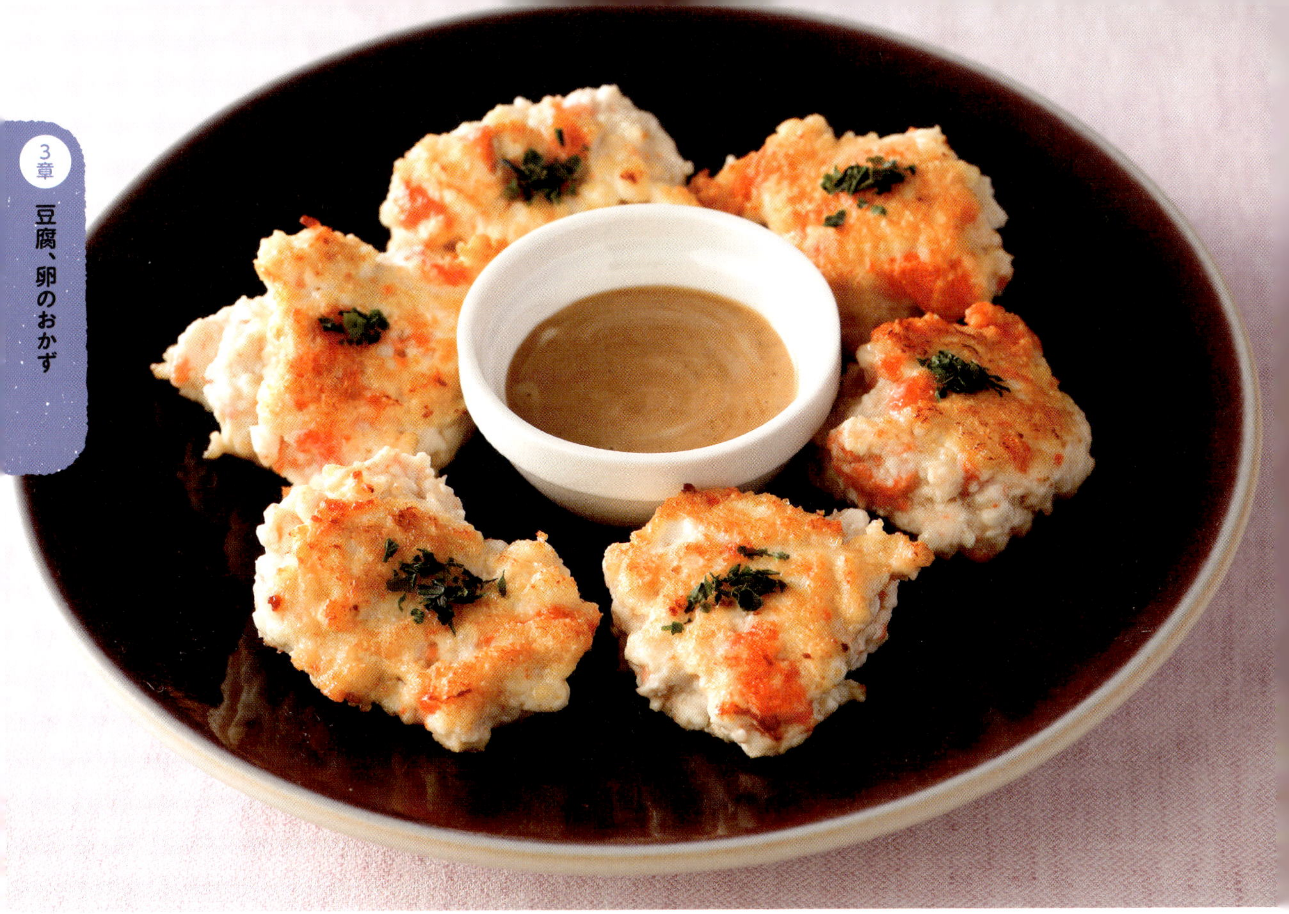

鮭のうまみと香ばしさで風味をアップ

豆腐と鮭の落とし焼き

材料（1人分）

	もめん豆腐	¼丁（75g）
	甘塩鮭	½切れ（40g）
	鶏ひき肉	70g
A	塩	少量
	溶き卵	10g
	小麦粉	小さじ1（3g）
	サラダ油	小さじ1（4g）
	青のり粉	少量
B	マヨネーズ	大さじ½（6g）
	中濃ソース	小さじ1弱（4g）

作り方

1 鮭はスプーンで身をこそげ取り、粗くほぐす。豆腐はペーパータオルで水けをふき取る。

2 ボールにひき肉、豆腐を入れてよく混ぜ、鮭を加えてさらに混ぜ、Aを材料表の順に加えてその都度混ぜる。

3 フライパンに油を中火で熱し、2を⅙量ずつすくって落とし、2〜3分焼く。焼き色がついたら裏返し、ふたをして強めの中火で7〜8分蒸し焼きにする。

4 器に3を盛って青のりを散らし、混ぜ合わせたBを添える。

ここがPoint
豆腐、鮭、鶏ひき肉と、たんぱく質のバランスのよい一品です。ソースとトッピングでお好み焼き風の味が楽しめます。

プラスワン
すりごまをプラス。でき上がりに、すり白ごま小さじ1をかける。
1人分 エネルギー387kcal
たんぱく質28.3g　塩分1.8g

1人分
エネルギー 375kcal
たんぱく質 27.9g
塩分 1.8g

クリーミーな食べやすさ

豆腐とアボカドのサラダ

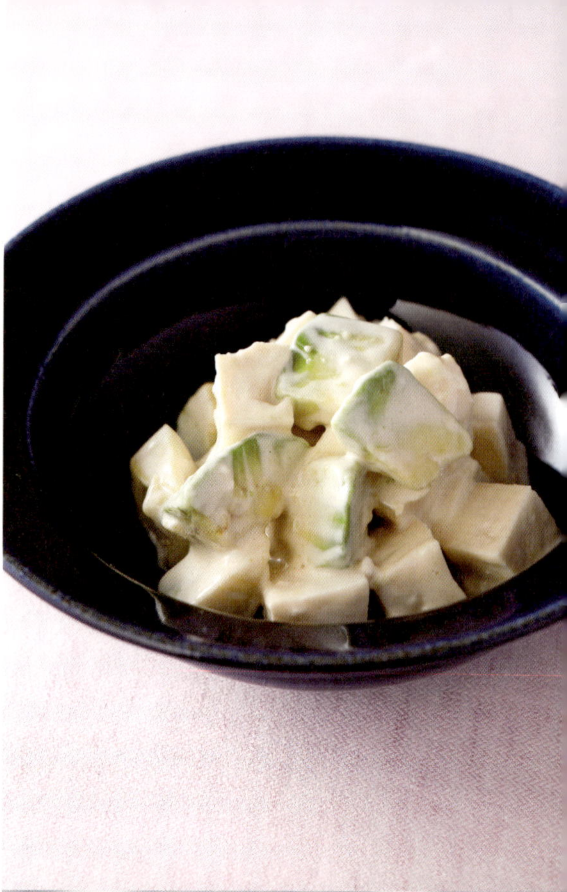

材料（1人分）

もめん豆腐		¼丁（75g）
アボカド		¼個（40g）
A	マヨネーズ	大さじ1弱（10g）
	しょうゆ	小さじ½（3g）
すり白ごま		少量

作り方

1 豆腐はペーパータオルで包み、耐熱皿に入れて電子レンジに30秒ほどかけ、水けをきる。豆腐とアボカドは1㎝角に切る。
2 ボールにAを入れて混ぜ、1を加えてあえる。
3 器に2を盛り、すりごまをふる。

プラスワン すりごまをプラス。作り方2に、すり白ごま小さじ1をに加え、あとは同様に作る。
1人分 エネルギー216kcal
たんぱく質6.8g　塩分0.7g

ここがPoint 豆腐とアボカドは大きさをそろえると、なじみがよくなります。

1人分
エネルギー 204kcal
たんぱく質 6.4g
塩分 0.7g

食が進まないときの栄養補給にも最適

豆腐のとろみ汁

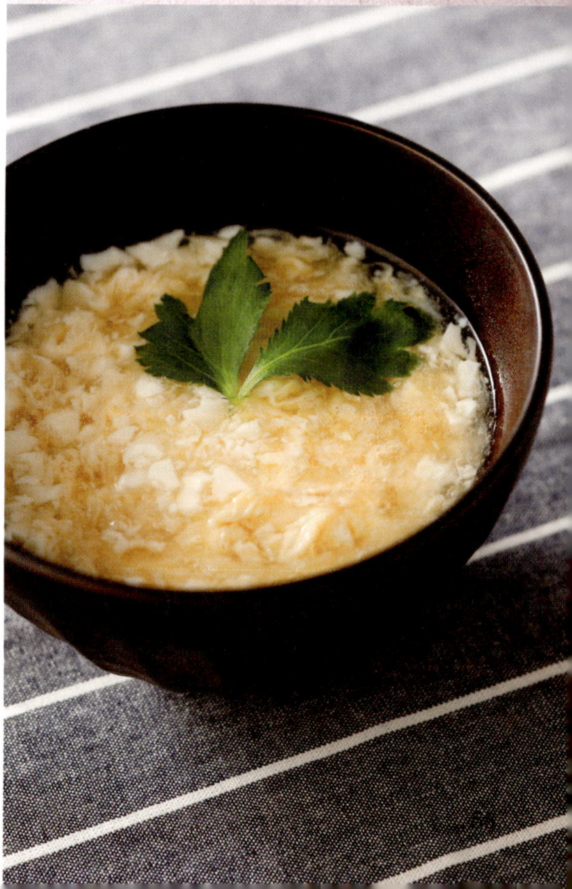

材料（1人分）

絹ごし豆腐		⅛丁（40g）
溶き卵		½個分（30g）
だし汁		1カップ（200㎖）
A	塩	小さじ⅙（1g）
	しょうゆ	小さじ¼（1.5g）
B	かたくり粉	小さじ⅓強
	水	小さじ⅓強
三つ葉		少量

作り方

1 なべにだしを入れて中火にかけ、煮立ったらAを加え、再び煮立ったら混ぜ合わせたBを加えてとろみをつける。
2 1に豆腐をつぶして加え、煮立ったら溶き卵を流し入れ、ひと煮する。
3 器に2を盛り、三つ葉を飾る。

1人分
エネルギー 76kcal
たんぱく質 6.4g
塩分 1.5g

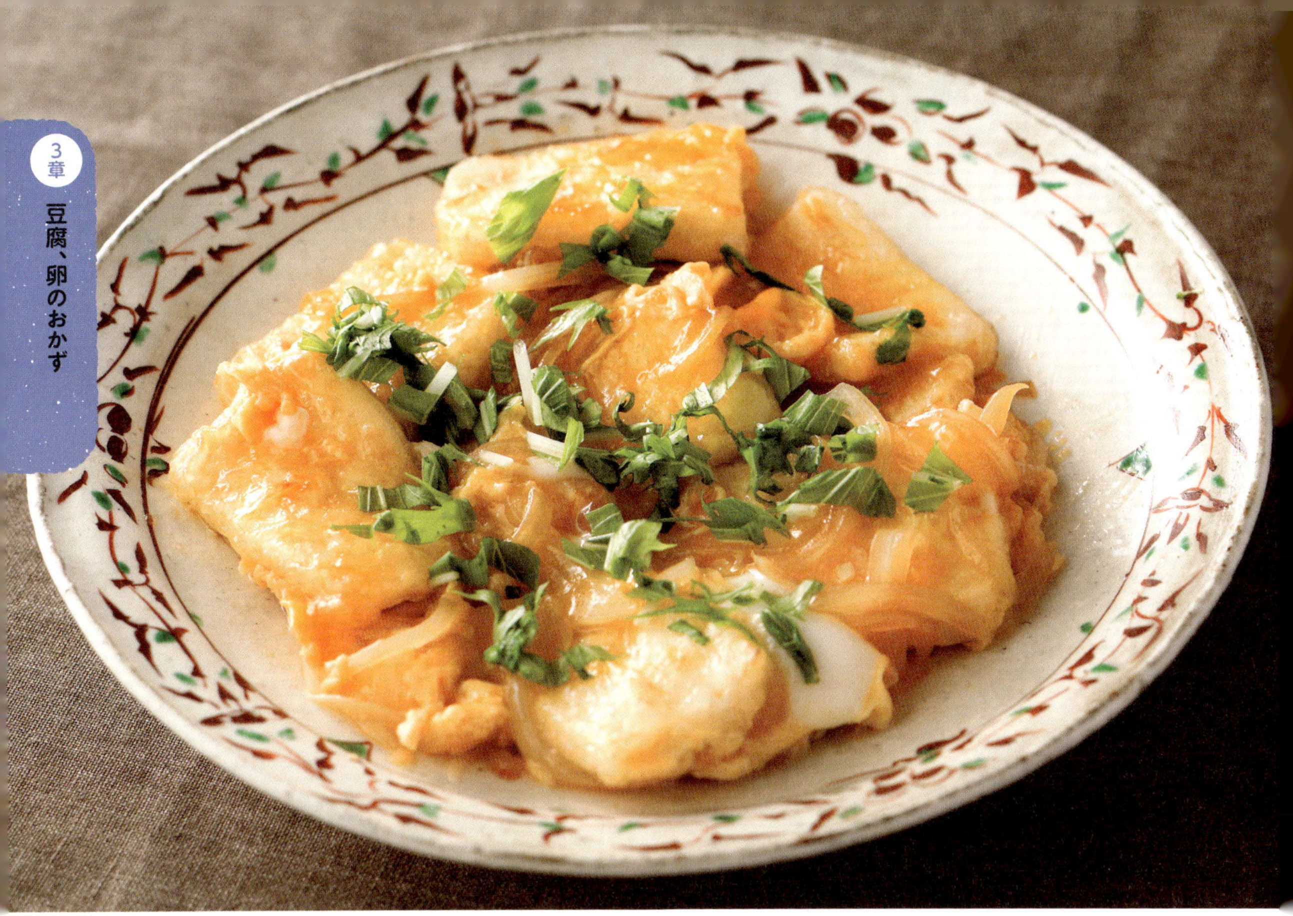

焼いてから煮ることで、味わい深く

豆腐の卵とじ

材料（1人分）

もめん豆腐		½丁（150g）
卵		1個（60g）
かたくり粉		大さじ1（9g）
サラダ油		大さじ1（12g）
玉ねぎ		50g
A	だし	50mℓ
	しょうゆ	大さじ1（18g）
	みりん	大さじ1（18g）
	酒	大さじ1（15g）
水菜（3mm長さに切る）		少量

作り方

1 豆腐はペーパータオルで包み、耐熱皿に入れて電子レンジに1分ほどかけ、水けをきり、一口大に切ってかたくり粉をまぶす。

2 卵はときほぐす。玉ねぎは薄切りにする。

3 フライパンに油を中火で熱し、豆腐を入れて両面をこんがりと焼く。玉ねぎを加えてさっと炒め、Aを加えて5分ほど煮る。

4 3に卵を流し入れ、半熟状に火を通す。

5 器に4を盛り、水菜を散らす。

ここがPoint 豆腐を少量の油で焼いてから煮るので、コクがでて満足感がアップします。

1人分
エネルギー 407kcal　たんぱく質 16.8g　塩分 2.9g

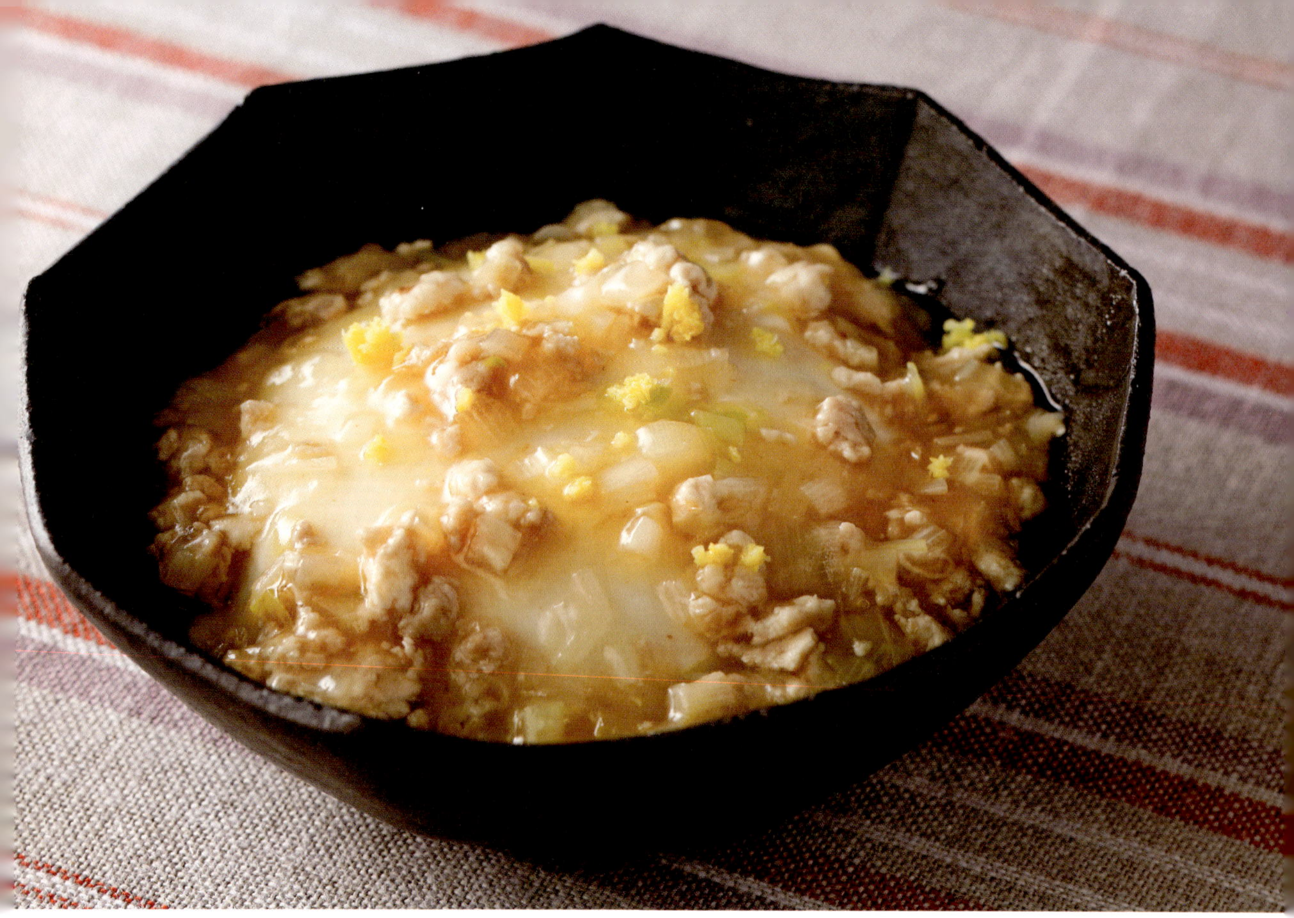

胃腸を温めたいときにもぴったり

豆腐の鶏そぼろあんかけ

材料（1人分）

寄せ豆腐		1個（150g）
鶏ひき肉		50g
長ねぎの粗みじん切り		40g
サラダ油		小さじ1弱（3g）
A	だし	½カップ（100g）
	薄口しょうゆ	小さじ2強（13g）
	みりん	小さじ⅔（4g）
B	水	大さじ½（7.5g）
	かたくり粉	大さじ½（4.5g）
こしょう		適量
ゆずの皮のすりおろし		適量

作り方

1 フライパンに油を中火で熱し、ひき肉を入れて炒め、ねぎを加えてさっと炒める。Aを加え、煮立ったらアクを除き、混ぜ合わせたBを加えてとろみをつける。

2 豆腐は耐熱容器に入れ、ラップをして電子レンジで3分ほど加熱して温める。

3 器に2を盛り、1をかけ、こしょうをふり、ゆずの皮を散らす。

ここがPoint
普通の豆腐よりもやわらかい寄せ豆腐は、口あたりがなめらかで食がすすみます。胃腸を刺激しないよう薄めの味つけなので、ゆずの皮を散らしてアクセントをつけます。

1人分

エネルギー 253kcal　たんぱく質 17.7g　塩分 2.3g

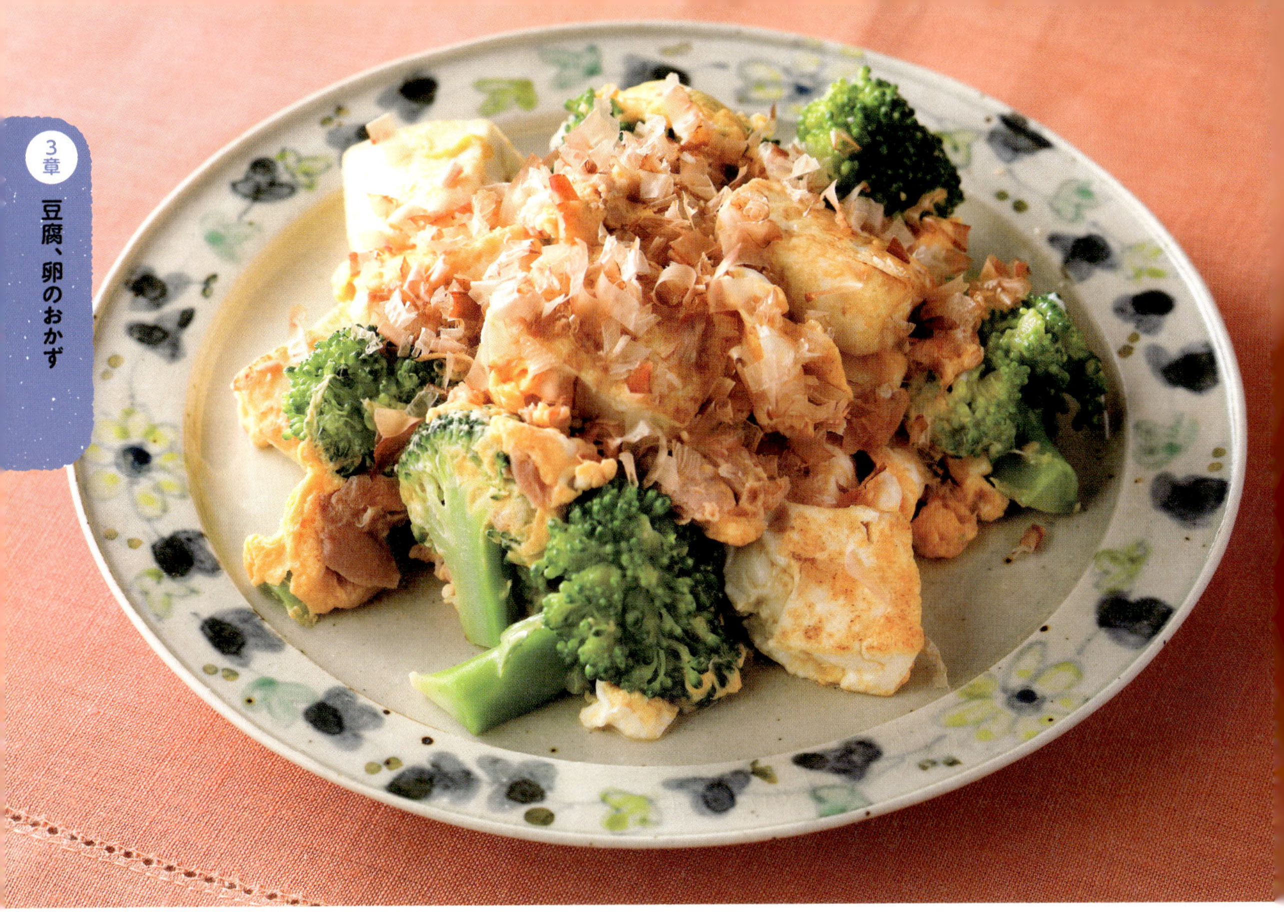

ノンオイルのツナで、胃腸に優しく仕上げます

豆腐とツナのチャンプルー

材料（1人分）

- もめん豆腐……½丁（150g）
- 卵……1個（60g）
- ツナ水煮またはスープ煮（缶詰）……½缶（40g）
- ブロッコリー……60g
- ごま油……大さじ½+大さじ½（計12g）
- A しょうゆ……小さじ1（6g）
- A 塩・こしょう……各少量
- 削り節……1g

作り方

1 豆腐はペーパータオルで包み、耐熱皿に入れて電子レンジに1分ほどかけ、水けをきり、一口大に切る。ブロッコリーは小房に分けてゆでる。

2 フライパンにごま油大さじ½を中火で熱し、豆腐を並べ、両面をこんがりと焼いて取り出す。

3 2のフライパンにごま油大さじ½を足して中火にかけ、汁けをきったツナ、ブロッコリーを入れて炒める。2を戻し入れ、溶き卵を回し入れて大きく混ぜて半熟状に火を通し、Aを加えて炒め合わせる。

4 器に3を盛り、削り節をかける。

ここが Point 卵は火を通しすぎると消化が悪くなるので注意しましょう。ブロッコリーは症状が気になる場合は、ゆで加減をやわらかめにしておくと安心です。

プラスワン すりごまをプラス。でき上がりに、すり白ごま小さじ1をかける。
1人分 エネルギー378kcal たんぱく質27.9g 塩分1.8g

1人分

エネルギー	たんぱく質	塩分
366 kcal	27.5g	1.8g

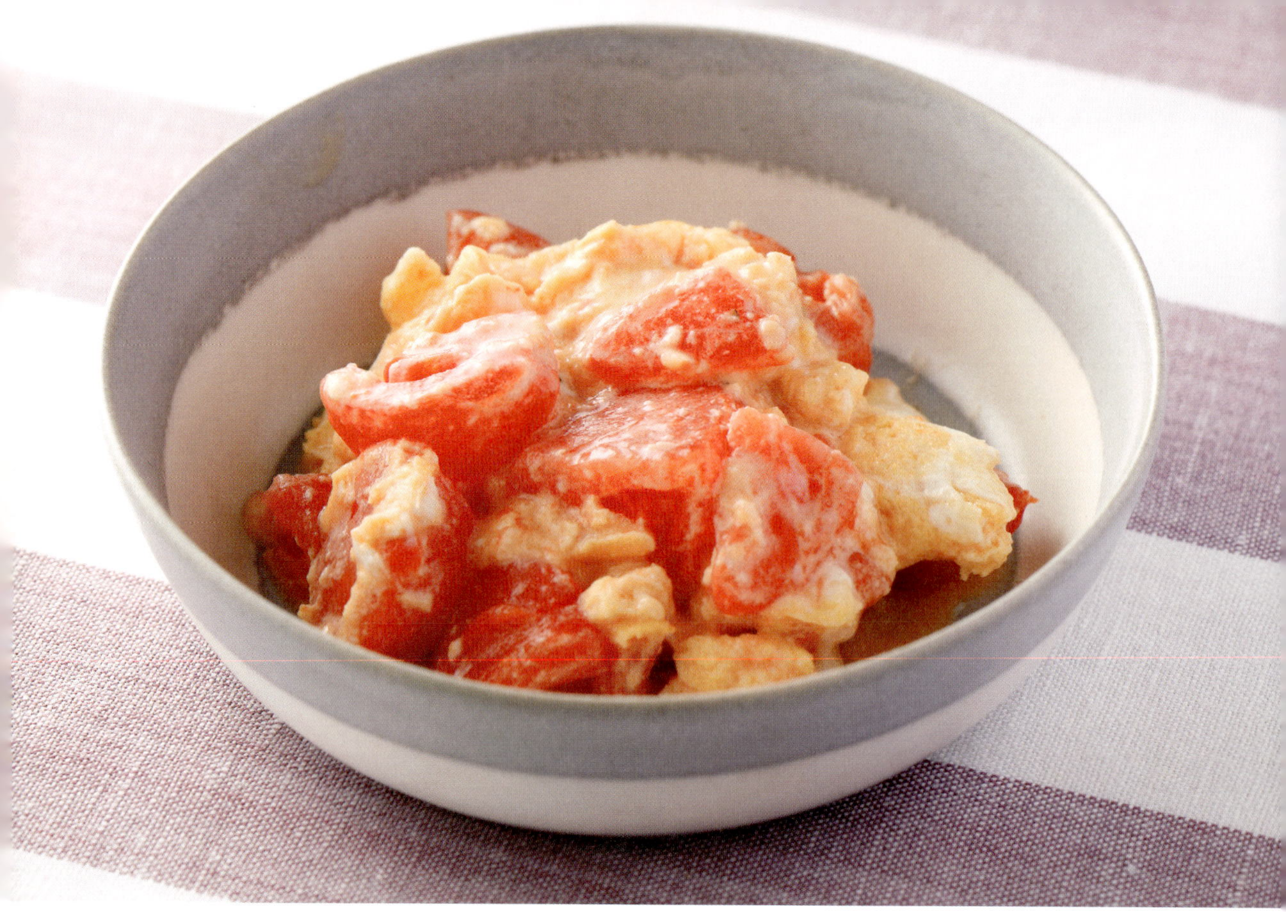

パンにもごはんにもよく合います

卵とトマトのふんわり炒め

材料（1人分）

卵	1個（60g）
トマト	1個（160g）
A　マヨネーズ	小さじ1（4g）
塩・こしょう	各少量
マヨネーズ	大さじ1（12g）
塩	少量

作り方

1 トマトは皮を湯むきし、一口大に切る。
2 ボールに卵を溶きほぐし、Aを加えて混ぜる。
3 フライパンにマヨネーズを入れて強火で溶かし、2を流し入れ、大きく混ぜて半熟状に火を通し、1、塩を加えてさっと炒め合わせる。

ここがPoint
卵はマヨネーズを加えて炒めると、ふんわりやわらかく仕上がります。トマトの皮は食物繊維が多く含まれるので、湯むきして使います。

1人分
エネルギー 234kcal　たんぱく質 8.8g　塩分 0.9g

甘酒入りオムレツ

甘酒の麹の効果で卵がふんわり

材料（1人分）

- 卵……2個（120g）
- キャベツ……50g
- にんじん……10g
- サラダ油……小さじ1弱（3g）
- 塩・こしょう……各少量
- A 甘酒……大さじ1（16g）
- 　塩……少量
- バター……小さじ1（4g）
- パセリ……少量
- トマトケチャップ……小さじ1（5g）

1人分
エネルギー 274kcal
たんぱく質 15.9g
塩分 1.0g

作り方

1 キャベツとにんじんは短冊切りにする。

2 フライパンに油を中火で熱し、1を入れて炒め、塩、こしょうを加えて取り出す。

3 ボールに卵を溶きほぐし、Aを加えて混ぜる。

4 2のフライパンにバターを入れて中火で溶かし、3を流し入れ、大きく混ぜて半熟状に火を通し、木の葉形に整える。

5 器に4を盛ってトマトケチャップをかけ、2とパセリを添える。

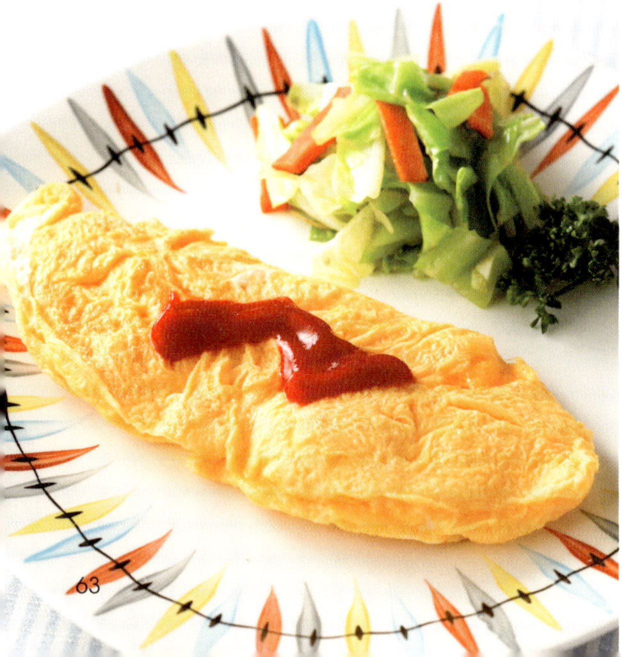

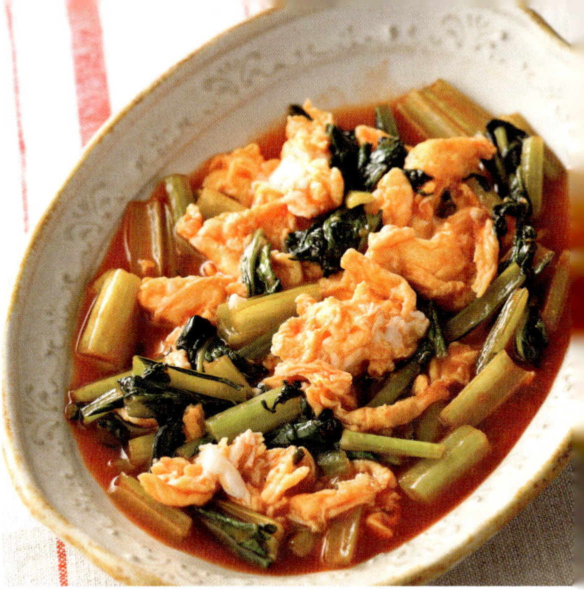

卵と小松菜の甘酢炒め

酸っぱさ控えめの甘酢あんだから安心です

材料（1人分）

- 卵……1個（60g）
- 小松菜……60g
- サラダ油……大さじ1（12g）
- A 酒……小さじ2（10g）
- 　みりん……小さじ2（12g）
- 　トマトケチャップ……小さじ2（10g）
- 　しょうゆ……小さじ1（6g）
- 　酢……小さじ1（5g）
- 　砂糖……小さじ⅔（2g）
- 　しょうが……少量
- B 水……小さじ2（10g）
- 　かたくり粉……小さじ1（3g）
- ごま油……小さじ1（4g）

作り方

1 ボールに卵を溶きほぐし、塩、こしょうを加えて混ぜる。

2 フライパンに油を中火で熱し、1を流し入れて大きく混ぜ、炒り卵を作って取り出す。

3 小松菜は2～3㎝長さに切る。2のフライパンをさっと洗って水けをふき取り、油を入れて中火で熱し、小松菜の茎、葉の順に入れて炒め、Aを加えて混ぜ、煮立ったら混ぜ合わせたBを加えてとろみをつける。

4 3に2を戻し入れて、さっと混ぜ、ごま油を加える。

1人分
エネルギー 321kcal
たんぱく質 9.0g
塩分 1.4g

しらすのうま味が味の決め手

しらすとねぎの卵焼き

1人分
エネルギー 65 kcal
たんぱく質 5.9g
塩分 0.6g

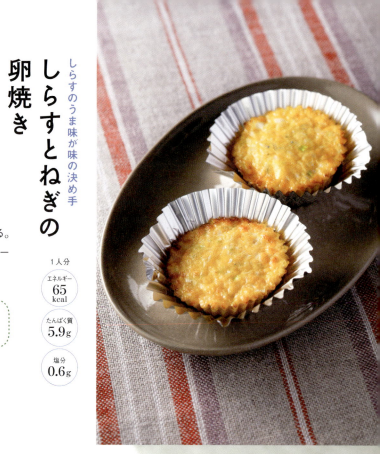

材料（アルミカップ2個分）

卵……1個（60g）

A
- 釜揚げしらす……10g
- ねぎのみじん切り……10g
- しょうゆ……小さじ½（2.5g）
- 砂糖……小さじ½（1.5g）
- マヨネーズ……小さじ¼（1g）

作り方

1 ボールに卵を溶きほぐし、Aを加えて混ぜる。
2 アルミケースに1を流し入れ、オーブントースターで焼き色がつくまで5～6分焼く。

ここがPoint
卵1個を卵焼きにするときは、アルミカップに流し入れてトースターで焼くとうまく焼けます。

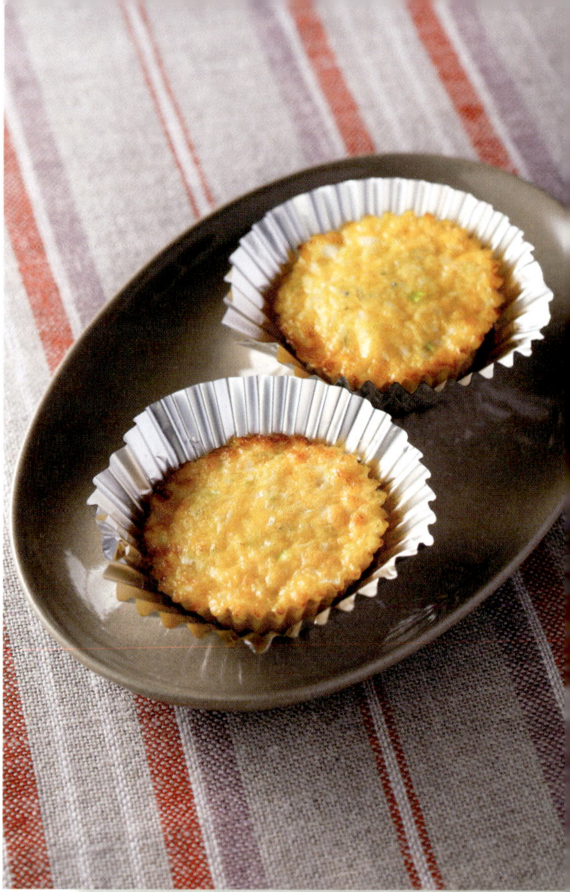

うどんを加えれば、手軽な軽食に

茶碗蒸し

1人分
エネルギー 102 kcal
たんぱく質 11.4g
塩分 0.8g

材料（1人分）

溶き卵……⅔個分（40g）
鶏もも肉（皮なし）……20g
むきえび……10g
花麸……1個（1g）

A
- だし汁……120㎖
- 薄口しょうゆ……小さじ¼（1.5g）
- 塩……少量

三つ葉……適量

作り方

1 鶏肉、えびは一口大に切る。麸は水で戻し、水けを絞る。
2 ボールに溶き卵、Aを加えて混ぜ、ざるで濾す。
3 耐熱の器に1を入れ、2を流し入れ、アルミ箔でふたをする。蒸気の上がった蒸し器に入れ、弱めの中火で10～12分蒸し、三つ葉をのせる。

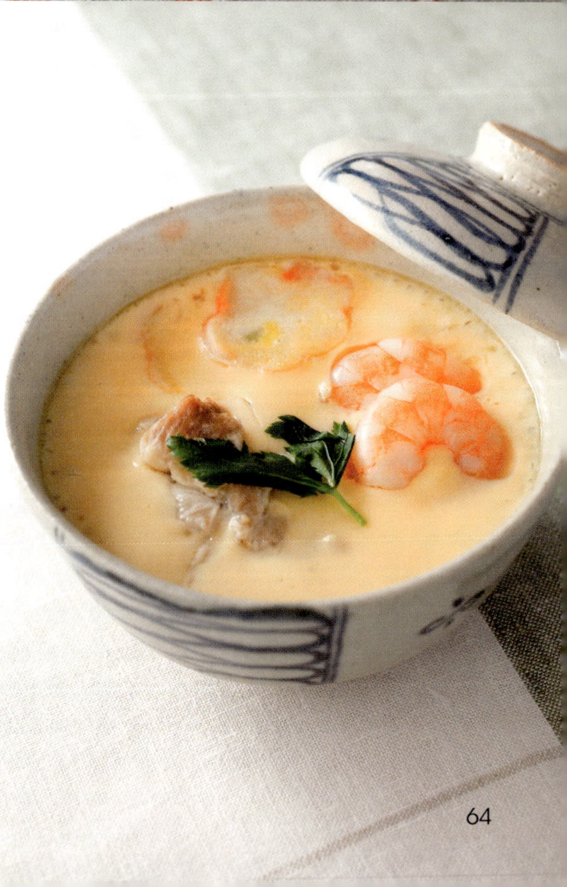

4章

簡単&作り置き
野菜のおかず

ビタミン、食物繊維の供給源として毎食食べたいのが野菜のおかず。面倒な下ごしらえをできるだけ省いた簡単おかずと、時間があるときに作り置けるおかずを紹介します。
繊維をやわらかくする工夫も盛り込んだ、おなかにやさしいおかずをそろえました。

消化をよくする野菜の調理法

1 ゆでる、煮る、蒸す

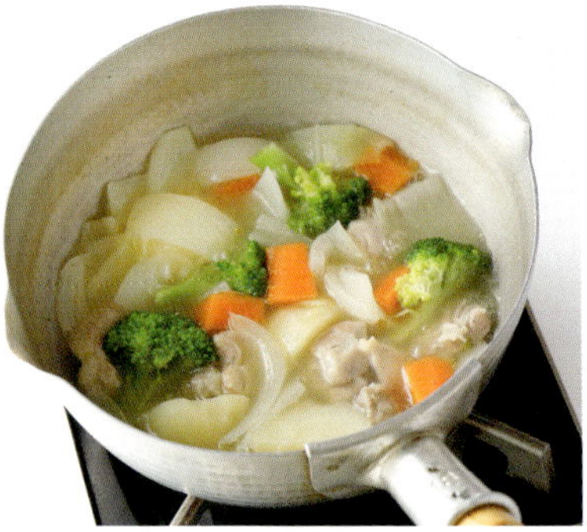

ゆでる、煮る、蒸すなど、水分とともによく加熱することで、繊維をやわらげます。根菜類は繊維が強いので十分やわらかくなるまで加熱してください。きゅうり、レタスなどは生で食べてもかまいませんが、生野菜ばかりにならないよう注意しましょう。

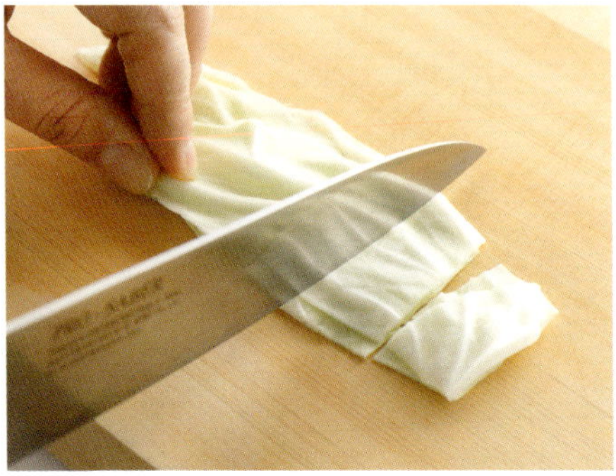

2 繊維を断ち切る

繊維の方向を確かめ、短く断ち切るように包丁で切ります。白菜や青菜の葉脈がかたそうな場合は、切り目を入れてから加熱するようにします。青菜は症状により、やわらかい葉先だけを摘んで使うのもおすすめです。

3 ペースト状につぶす

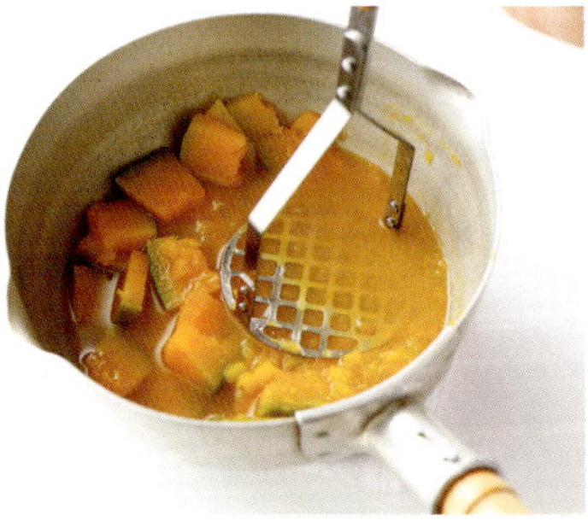

ゆでたり、蒸したりしてからフォークやミキサーにかけてペースト状につぶします。痛みなどがあり固形物をとりたくないときにも最適です。

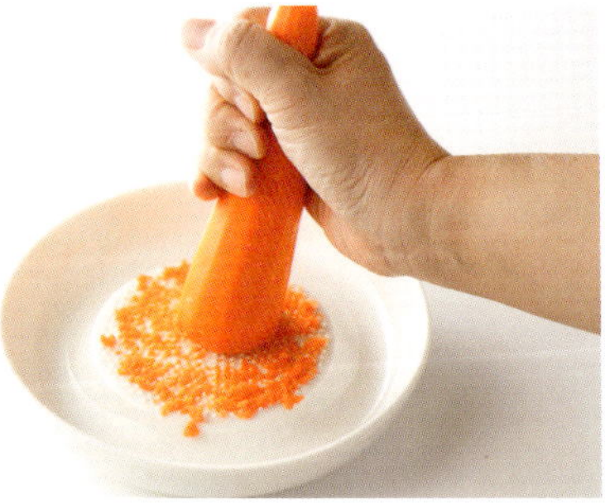

4 すりおろす

大根、にんじん、ごぼうなど繊維の多い根菜類は、すりおろして繊維を断ち切ってから調理すると、消化しやすくなります。

簡単おかず

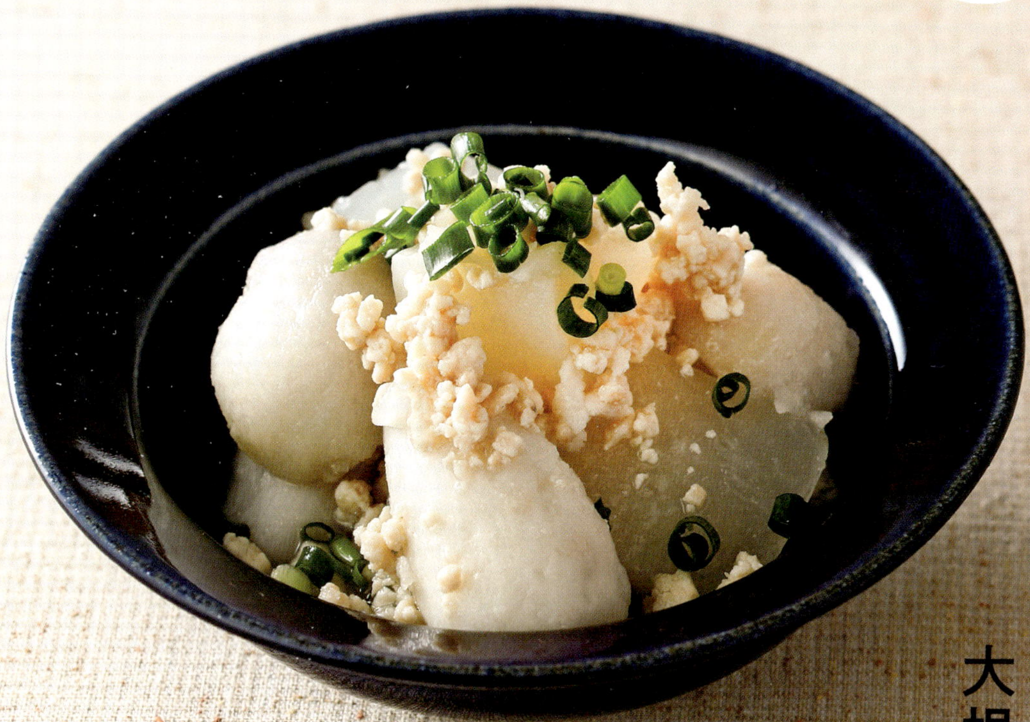

ひき肉を利用した、だしいらずの煮物です

大根と里芋のそぼろ煮

1人分

エネルギー 174 kcal　たんぱく質 10.6g　塩分 1.8g

材料（1人分）

大根		100g
里芋		50g
鶏ひき肉		50g
A	薄口しょうゆ	大さじ½（9g）
	酒	大さじ½（7.5g）
	みりん	小さじ⅔（4.5g）
	砂糖	小さじ⅔（2g）
	塩	少量
	しょうがのすりおろし	少量
万能ねぎの小口切り		10g

作り方

1 大根は皮をむき、大きめの乱切りにする。里芋は皮をむき、横半分に切る。

2 なべにひき肉、Aを入れてよく混ぜ、弱火にかけて混ぜながらひき肉がぽろぽろになるまで火を通す。

3 2に1を加え、ひたひたの水（分量外）を注ぎ、20分ほど煮る。

4 器に3を盛り、万能ねぎを散らす。

ここがPoint

里芋に豊富なねばねば成分ムチンは、胃粘膜を保護する働きがあります。

プラスワン

すりごまをプラス。でき上がりに、すり白ごま小さじ1をかける。

1人分 エネルギー186kcal
たんぱく質11.0g　塩分1.8g

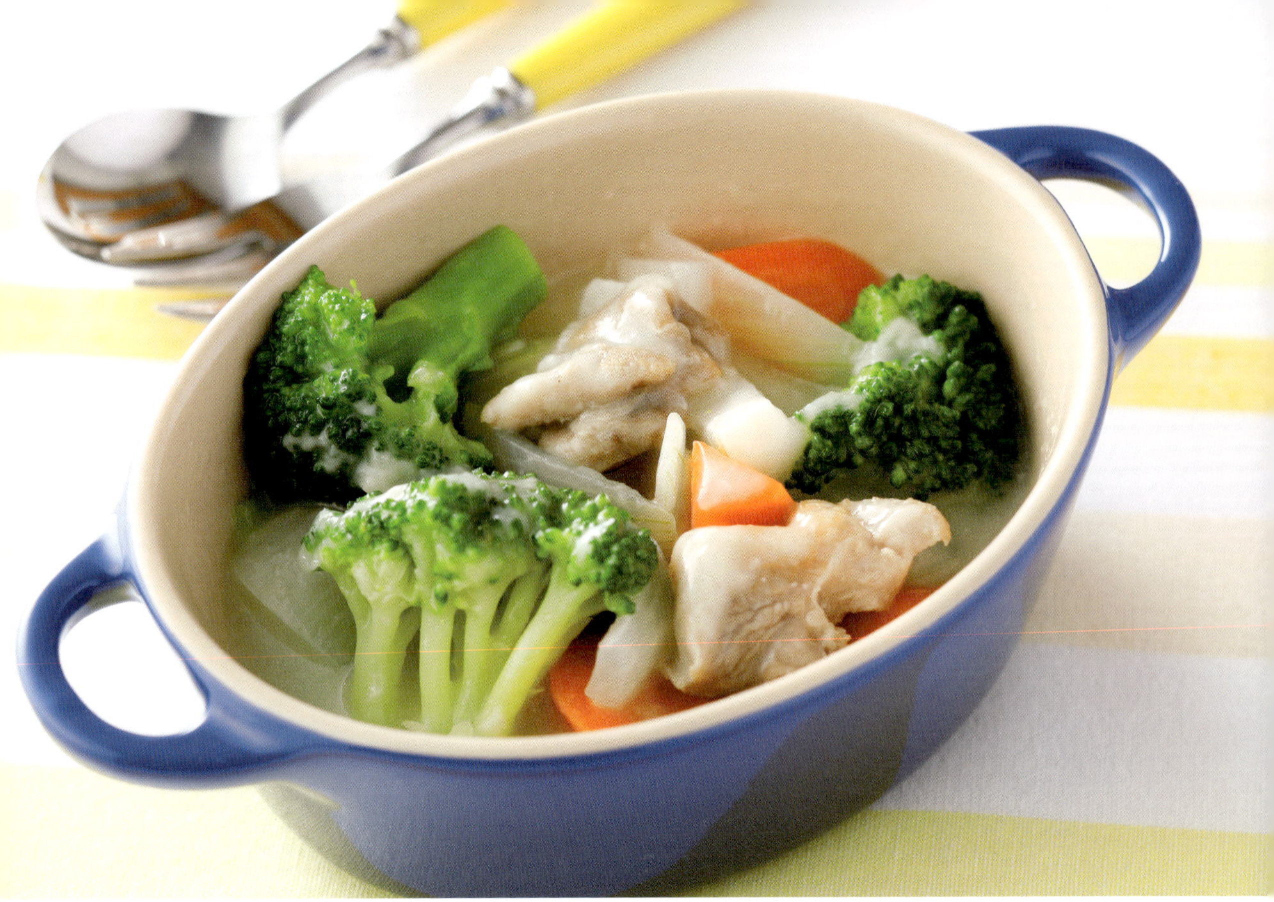

野菜が主役のおなかにやさしいシチューです

ブロッコリーのホワイトシチュー

材料（1人分）

ブロッコリー		60g
玉ねぎ		50g
にんじん		30g
鶏もも肉（皮なし）		30g
サラダ油		小さじ½（2g）
水		150mℓ
バター		8g
小麦粉		大さじ1弱（7.5g）
牛乳		¼カップ（50mℓ）
A	塩	小さじ¼弱（1.25g）
	こしょう	少量

作り方

1 ブロッコリーは小房に分けてやわらかくゆでる。にんじんは乱切り、玉ねぎはくし形切りにする。鶏肉は一口大に切る。

2 なべに油を中火で熱し、鶏肉を入れて炒め、色が変わったら分量の水、にんじん、玉ねぎを加え、煮立ったらアクを除き、野菜がやわらかくなるまで煮る。

3 別のなべにバターを中火で溶かし、小麦粉を入れて弱火で焦がさないように炒め、牛乳を少量ずつ加えてのばし、とろみがつくまで煮る。

4 2に3、Aを加えてひと煮し、ブロッコリーを加える。

ここがPoint 野菜はやわらかく煮るほど消化がよくなるので、症状に合わせてつくり方2の煮加減を調節してください。途中、水が足りなくなったら、水を適宜加えてください。

プラスワン スキムミルクをプラス。スキムミルク小さじ2を牛乳に混ぜて、あとは同様に作る。
1人分 エネルギー243kcal たんぱく質12.8g 塩分1.6g

1人分

エネルギー	たんぱく質	塩分
228 kcal	11.4g	1.6g

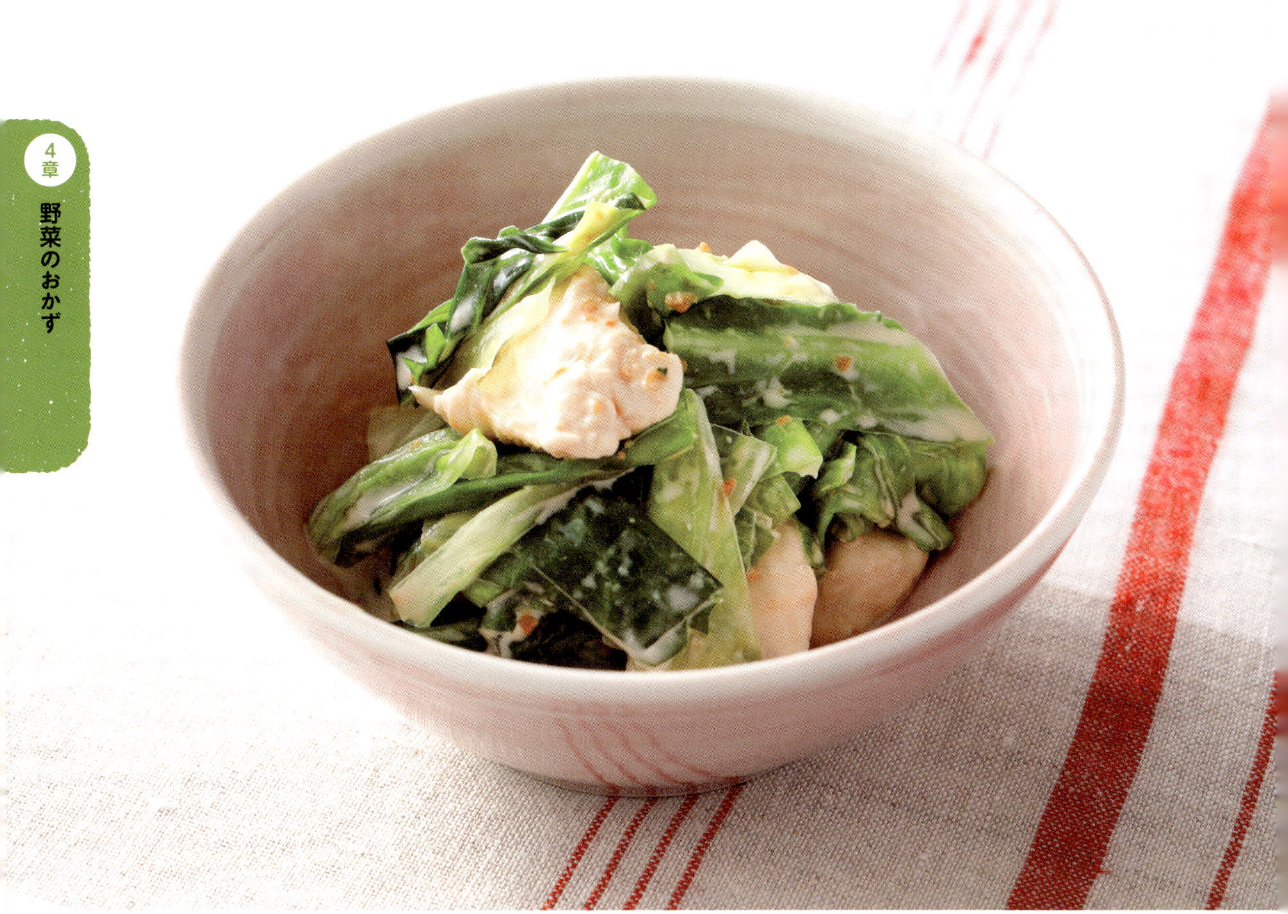

蒸し煮にしてからあえるので、うま味がたっぷり

キャベツと鶏肉のみそマヨネーズあえ

材料（1人分）

	キャベツ	100g
	鶏胸肉（皮なし）	60g
A	酒	50mℓ
	顆粒鶏ガラスープの素	小さじ½（2g）
B	マヨネーズ	大さじ1（12g）
	みそ	小さじ1（6g）

作り方

1 キャベツは短冊切りにする。鶏肉は一口大のそぎ切りにする。

2 フライパンに鶏肉を入れ、キャベツを覆うようにのせ、Aを加えて中火にかける。煮立ったら弱めの中火にし、ふたをして5分ほど蒸し煮にする。ふたを取って強火にし、5分ほど混ぜながら汁けをとばして火を止める

3 2にBを加えて混ぜる。

ここがPoint キャベツと鶏肉をひと鍋で蒸し煮にして、手間を省きながらおいしさもアップさせます。

プラスワン すりごまをプラス。作り方3にすり白ごま小さじ1を加え、あとは同様に作る。
1人分 エネルギー259kcal たんぱく質16.9g 塩分2.0g

1人分
エネルギー 247kcal
たんぱく質 16.5g
塩分 2.0g

レンジ加熱でできる簡単さ!

青梗菜のオイスターソースあえ

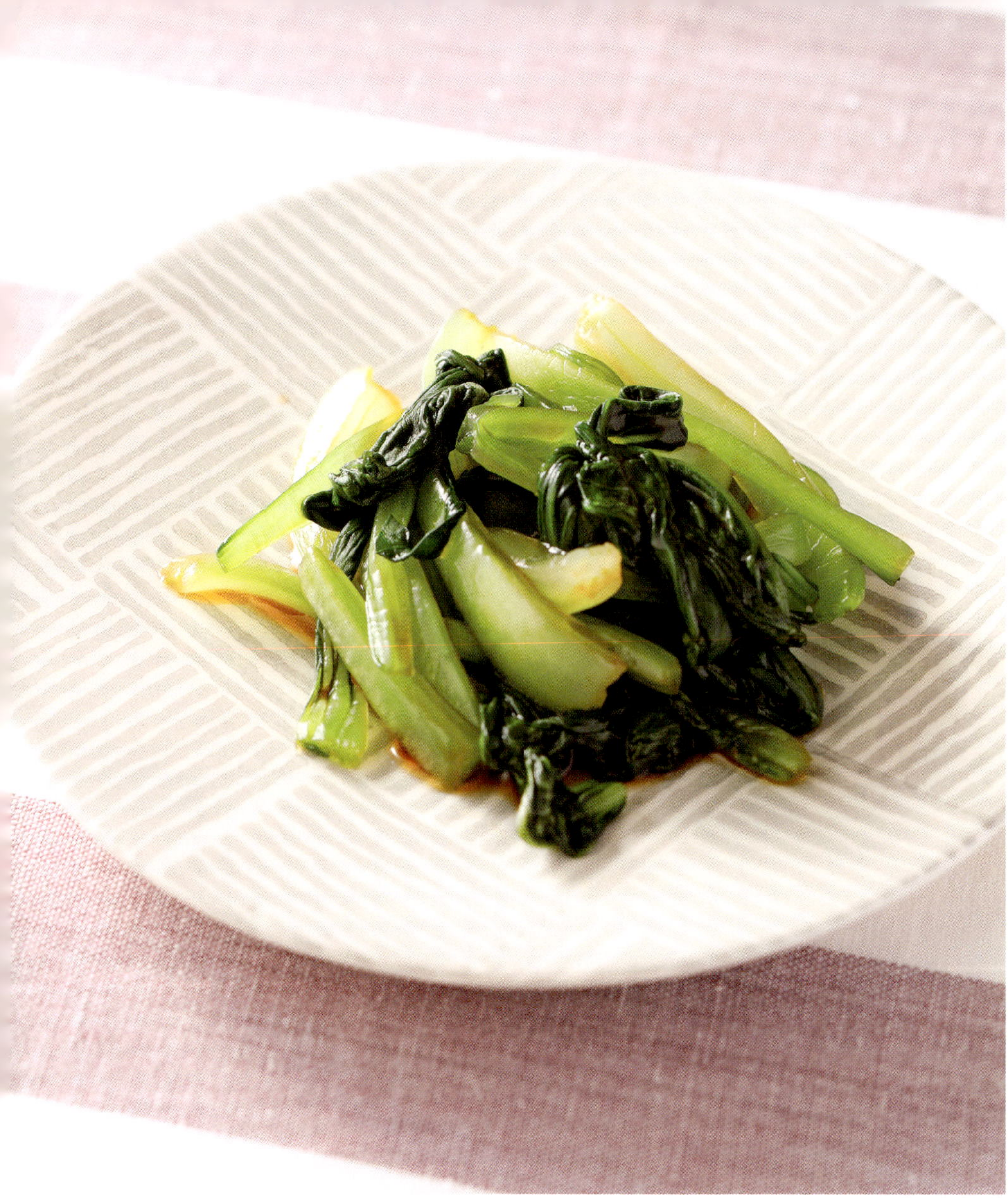

作り方

1 青梗菜は長さを半分に切り、葉は縦半分に切り、茎の太い部分は縦3～4等分に切る。

2 耐熱皿に1を入れて広げ、ラップをして電子レンジで2分ほど加熱する。水けをきり、混ぜ合わせたAを熱いうちに加えてあえる。

材料（1人分）

青梗菜……70g

A
- オイスターソース……小さじ½弱（5g）
- しょうゆ……小さじ½弱（5g）
- ごま油……小さじ½（2g）

プラスワン

すりごまをプラス。でき上がりに、すり白ごま小さじ1をかける。

1人分 エネルギー46kcal たんぱく質1.6g 塩分1.4g

1人分

エネルギー 34 kcal　たんぱく質 1.2g　塩分 1.4g

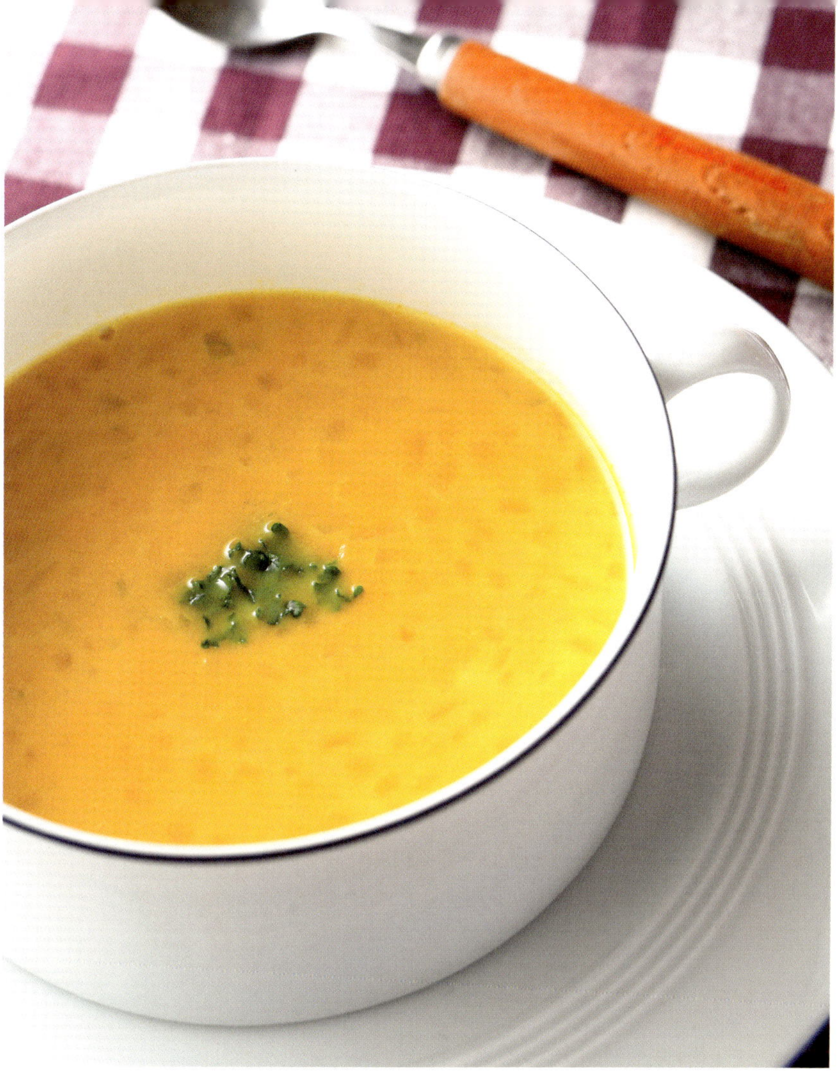

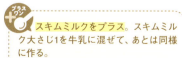

かぼちゃと玉ねぎの自然な甘さが楽しめます

パンプキンポタージュ

作り方

1 かぼちゃは皮をむいてワタを取り、2〜3㎝厚さのくし形切りにする。玉ねぎはみじん切りにする。

2 なべにバターを入れて中火で溶かし、1を入れてさっと炒め、Aを加え、ふたをして弱火で20分ほど煮る。

3 フォークでかぼちゃをつぶし、弱火にかけて牛乳を加え、煮立ったら塩、こしょうで味を調える。

4 器に3を盛り、パセリを散らす。

材料（1人分）

かぼちゃ	¼個（100g）
玉ねぎ	50g
A 水	200㎖
A ブイヨンの素（固形）	½個
バター	3g
牛乳	150㎖
塩・こしょう	各適量
パセリのみじん切り	少量

プラスワン

スキムミルクをプラス。スキムミルク大さじ1を牛乳に混ぜて、あとは同様に作る。
1人分 エネルギー263kcal
たんぱく質9.8g 塩分1.6g

1人分
エネルギー 241kcal
たんぱく質 7.7g
塩分 1.5g

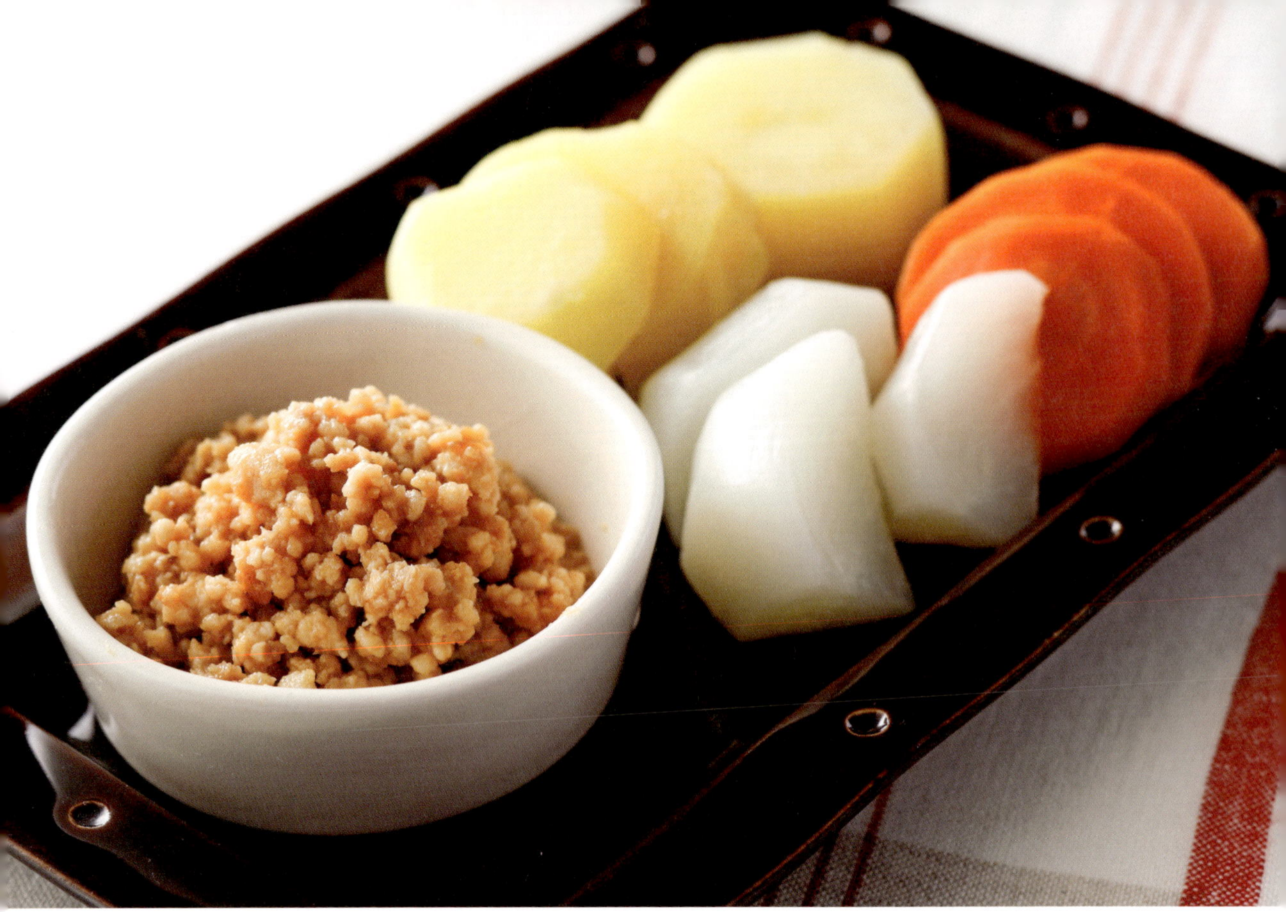

肉みそは作り置きOK。ゆで野菜にもどうぞ

蒸し野菜の肉みそ添え

材料（1人分）

●肉みそ

鶏胸ひき肉		50g
A	水	大さじ1（15mℓ）
	酒	大さじ1（15g）
	砂糖	大さじ1強（10g）
	しょうゆ	小さじ½（6g）
	しょうが汁	少量
みそ		大さじ1（18g）

●蒸し野菜

じゃがいも	80g
にんじん	20g
かぶ	40g

作り方

1 なべにひき肉、Aを加えて中火にかけ、よく混ぜながらひき肉がぽろぽろになるまで火を通し、アクと余分な油を除き、みそを加えて混ぜる。

2 じゃがいも、にんじん、かぶは食べやすく切り、耐熱皿に入れ、ラップをして電子レンジで5分ほどやわらかくなるまで加熱する。

3 器に2を盛り、1を添える。

ここがPoint 野菜も肉みそも2～3倍量作って保存しておくと、時間がないときに重宝します。肉みそは冷蔵庫で3～4日保存できます。

1人分

エネルギー 228kcal　たんぱく質 16.1g　塩分 3.2g

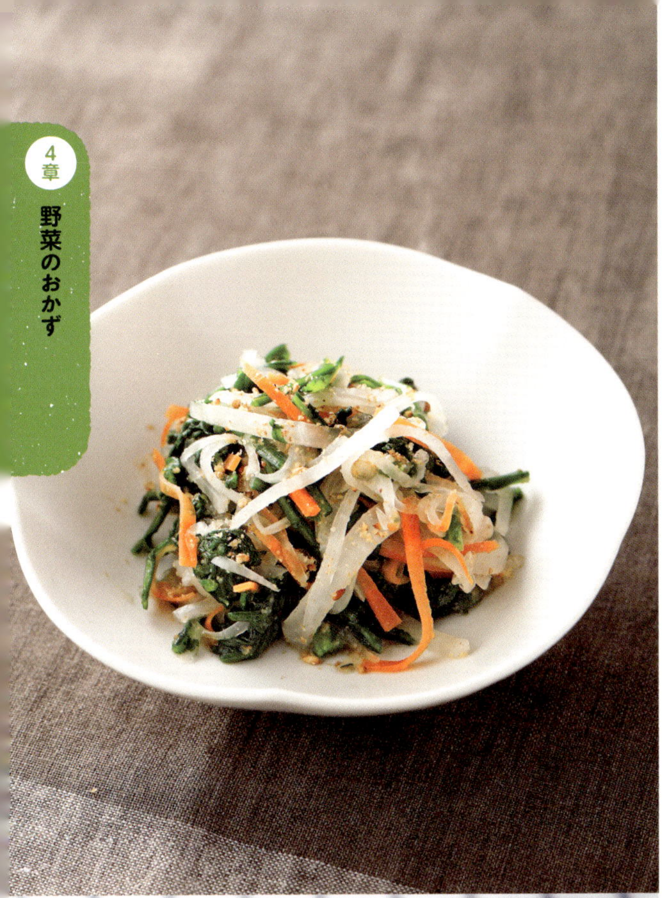

春菊のごまあえ

大根、にんじんを混ぜて、彩りよく！

材料（1人分）

春菊……¼束（40g）
大根……20g
にんじん……10g
A すり白ごま……大さじ½（3g）
　しょうゆ……小さじ½強（3.5g）
　砂糖……小さじ1（3g）

作り方

1 大根は皮をむき、にんじんとともにせん切りにする。春菊、大根、にんじんはそれぞれやわらかくゆで、春菊はゆで上がったら水にとり、水けを絞って3cm長さに切る。
2 ボールにAを入れて混ぜ、1を加えてあえる。

ここがPoint 風味の強い春菊は、大根、にんじんを混ぜると食べやすいという人も多いようです。すりごまは好みで練りごまに代えてもかまいません。

1人分
エネルギー 48kcal
たんぱく質 2.0g
塩分 0.6g

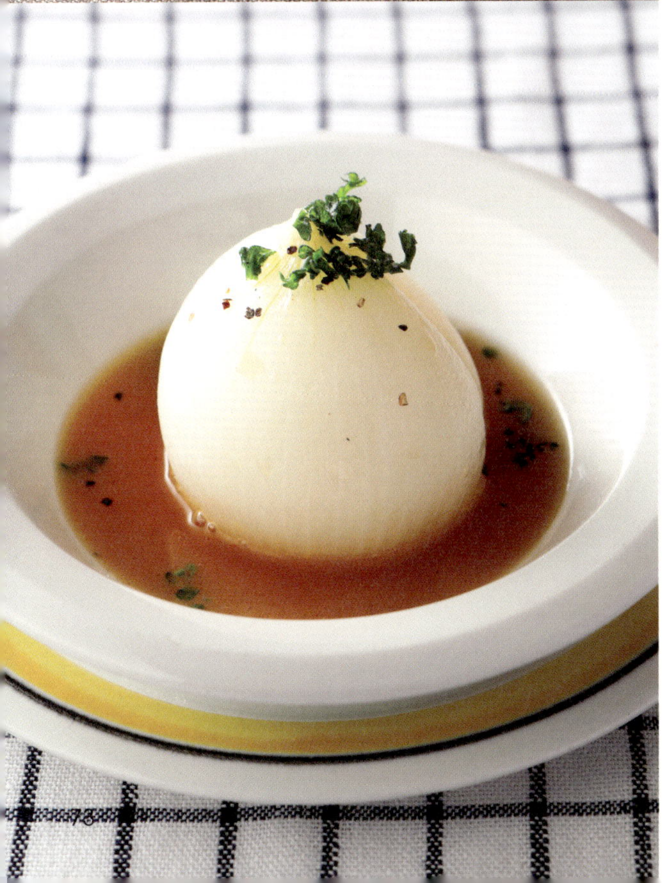

玉ねぎの丸ごと煮

キュートな形は食卓映えも抜群です

材料（1人分）

玉ねぎ……小1個（120g）
A しょうゆ……大さじ1（18g）
　バター……大さじ1（12g）
　砂糖……大さじ1（9g）
　粗挽き黒こしょう……少量
水……適量
パセリのみじん切り……少量

作り方

1 玉ねぎは底に十字に切り目を入れる。
2 なべに玉ねぎ、Aを入れ、玉ねぎが浸るくらいの水を注いで中火にかける。煮立ったら弱火にして7～8分煮て上下を返し、さらに7～8分煮る。
3 器に2を盛り、パセリを散らす。

ここがPoint 玉ねぎは、腸内細菌のエサになるオリゴ糖が豊富。切り目を入れておくことで、早く火がとおり、味もよくしみます。

1人分
エネルギー 182kcal
たんぱく質 2.7g
塩分 2.8g

野菜のマリネサラダ

すっきりした味わいで、箸休めにもおすすめ

材料（8人分）

- キャベツ……300g
- 大根……200g
- きゅうり……160g
- にんじん……80g
- 玉ねぎ……小1個（120g）
- 塩……小さじ1（6g）
- オリーブ油……100mℓ
- A
  - 酢……50mℓ
  - 砂糖……大さじ2（18g）
  - こしょう……少量
  - にんにくのすりおろし……少量

1人分
エネルギー 139kcal
たんぱく質 1.0g
塩分 0.8g

作り方

1 キャベツは一口大に切る。にんじんと大根は短冊切り、きゅうりは乱切りにする。玉ねぎは1cm幅のくし形に切る。
2 ボールに1を入れ、塩をふって軽くもみ、平皿をのせて水けがでるまで30分ほどおく。
3 2の水けを絞り、Aを加えてあえる。

ラタトゥイユ

温かくても冷たくてもおいしい

材料（4人分）

- かぼちゃ……⅛個（200g）
- 玉ねぎ……100g
- なす……1個（60g）
- ズッキーニ……½本（50g）
- オリーブ油またはサラダ油……大さじ½（6g）
- ホールトマト缶……½缶（200g）
- ブイヨン（固形）……1個（5g）
- 水……150mℓ
- 塩・こしょう……各少量

1人分
エネルギー 87kcal
たんぱく質 2.1g
塩分 0.6g

作り方

1 かぼちゃは皮をむき、1cm厚さの一口大に切る。玉ねぎは3cm角に切る。なすは皮をむき、縦半分に切って乱切りにし、水にさらし、水けをふき取る。ズッキーニは1cm厚さの輪切りにする。
2 なべにオリーブ油を中火で熱し、ズッキーニ、かぼちゃを入れて1分ほど炒め、なすを加えて3分ほど炒める。トマト缶を加えて木ベラで崩しながら炒め、煮立ったらブイヨン（固形）を加えて弱火で15分ほど煮て、塩、こしょうで味を調える。

作り置きおかず

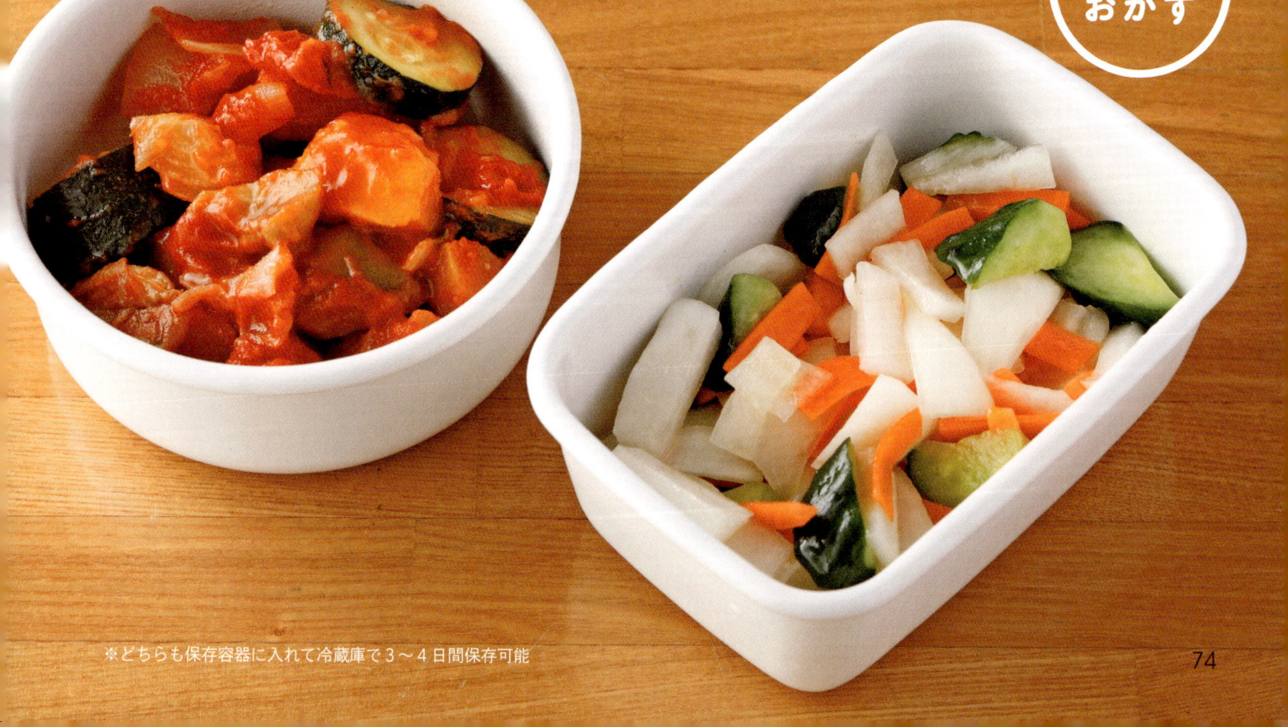

※どちらも保存容器に入れて冷蔵庫で3～4日間保存可能

高野豆腐を洋風にアレンジ

高野豆腐と野菜のレンジあえ

材料（4人分）

- 高野豆腐（乾）……20g
- にんじん……30g
- 小松菜……30g
- 塩……少量
- A　水……45mℓ
- 　　顆粒鶏ガラスープの素……小さじ⅔（2.5g）
- B　酢……大さじ2（30g）
- 　　オリーブ油……大さじ1（12g）
- すり白ごま……少量

作り方

1 高野豆腐は水で戻し、水けを絞り、短冊切りにする。ボールに入れ、Aを加え、ラップをしないで電子レンジで1分加熱する。
2 にんじんは短冊に切る。小松菜は葉と茎に切り分け、3cm長さに切る。茎は耐熱皿に入れてラップをかけ、電子レンジで2分加熱する。
3 別のボールににんじん、小松菜の葉と茎を入れて塩をふってもみ、5～10分おき、水けを絞る。
4 1に3、B、すり白ごまを加えてあえる。

1人分
エネルギー 62kcal
たんぱく質 2.8g
塩分 0.4g

ツナのオイルを炒め油にして風味をアップ

にんじんとツナのあえ物

材料（4人分）

- にんじん……160g
- ツナ缶（オイル漬け）……160g
- A　砂糖……大さじ2（18g）
- 　　しょうゆ……大さじ1½（27g）

作り方

1 にんじんは短冊切りにする。
2 フライパンにツナをオイルごと入れ、にんじんを加えて中火にかけ、さっと炒め、ふたをしてときどき混ぜながら2～3分蒸らし炒めにする。
3 2にAを加え、汁けがなくなるまで炒める。

1人分
エネルギー 143kcal
たんぱく質 7.9g
塩分 1.4g

プラスワン
すりごまをプラス。食べるときに、すり白ごま小さじ1をかける。
1人分 エネルギー146kcal
たんぱく質8.0g　塩分1.4g

ここがPoint
にんじんに豊富なβ-カロテンは、粘膜を健康に保つ働きがあります。油で調理すると吸収しやすくなります。

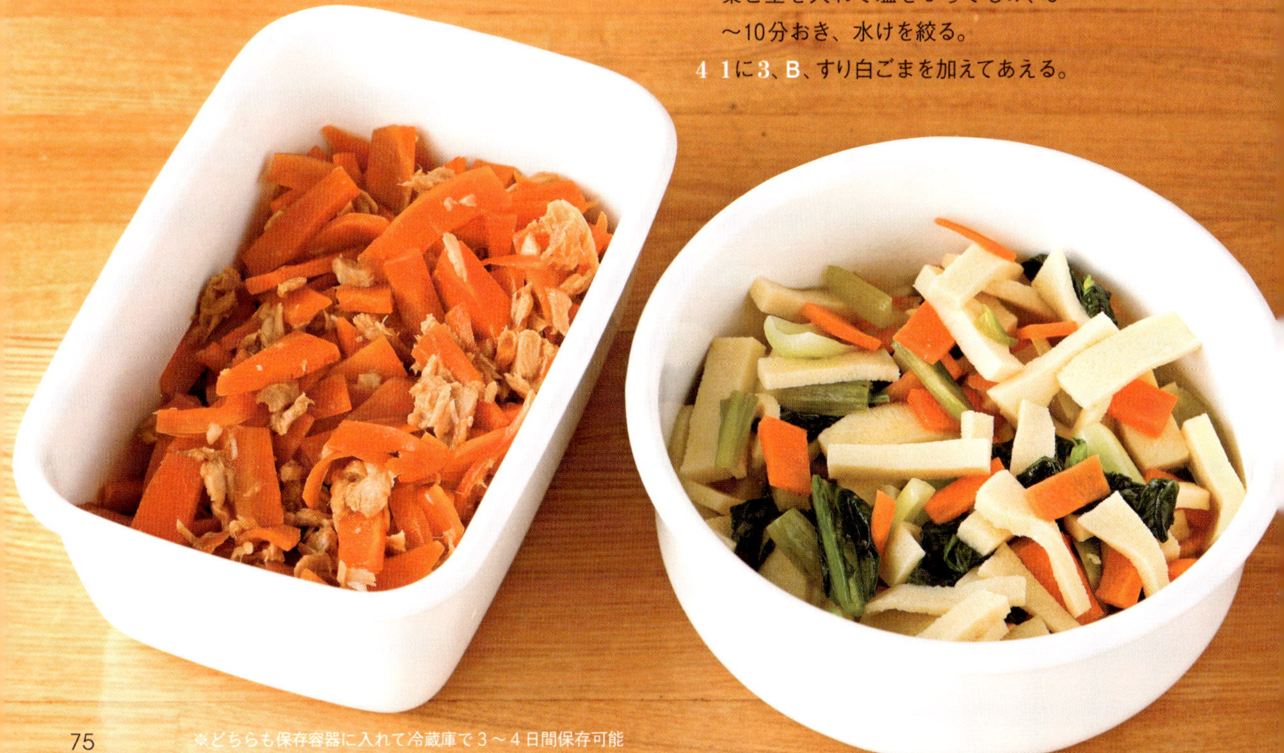

※どちらも保存容器に入れて冷蔵庫で3～4日間保存可能

キャベツのもみ漬け

ごま油の香ばしさに箸がすすみます

材料（4人分）

キャベツ……………………200g
ごま油……………大さじ1（12g）
しょうゆ…………小さじ2（12g）
中国風ブイヨン（顆粒）
……………………小さじ⅔（2.5g）

作り方

1 キャベツはざく切りにする。
2 ポリ袋にすべての材料を入れ、袋の上からよくもみ、口を閉じて冷蔵庫で15〜30分おく。

1人分
エネルギー 43kcal
たんぱく質 1.0g
塩分 0.7g

プラスワン
すりごまをプラス。食べるときに、すり白ごま小さじ1をかける。
1人分 エネルギー46kcal
たんぱく質1.1g　塩分0.7g

長芋と青しその浅漬け

青じそのさわやかさが広がります

材料（4人分）

長芋……………………200g
青じそ…………………10枚
A　めんつゆ（ストレート）……50mℓ
　　酢…………………30ml

作り方

1 長芋は5㎝長さの拍子木切りにする。青じそはせん切りにする。
2 ボールにAを入れて混ぜ、1を加えてあえる。

1人分
エネルギー 54kcal
たんぱく質 2.4g
塩分 1.0g

ここがPoint
長芋からは、胃腸の粘膜を保護する成分ムチンがとれます。豆腐にかけてもおいしくいただけます。

※どちらも保存容器に入れて冷蔵庫で3〜4日間保存可能

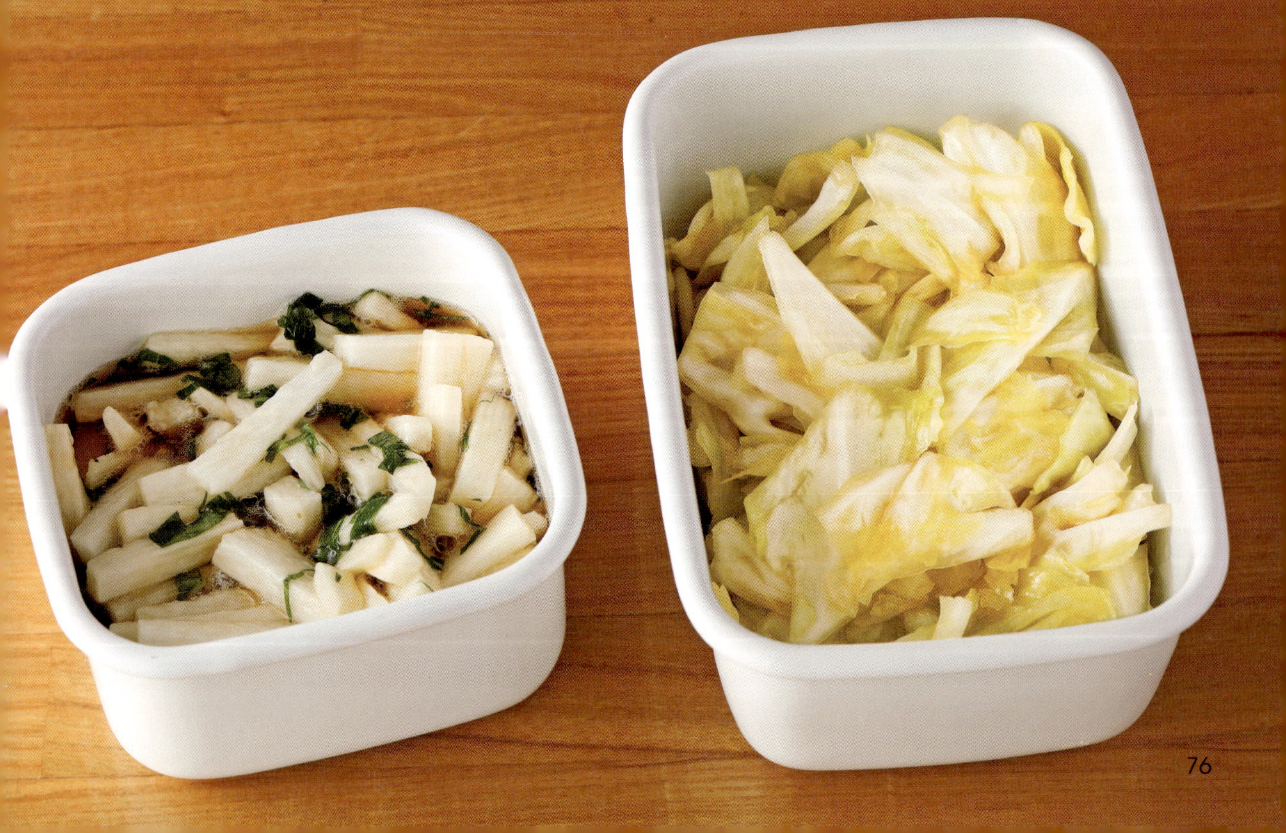

5章

ごはん、めん、パン、間食

肉、魚、豆腐などのたんぱく質食材と野菜を組み合わせた、おかずがなくても満足できる主食メニューと、胃腸に負担をかけずに栄養がとれる間食を紹介します。
いずれも、ささっと作れる簡単レシピなので、朝食や昼食や夜遅い食事にもぴったりです。

消化をよくするごはん、めん、パンの調理法

1 ごはんに水をかけて加熱する

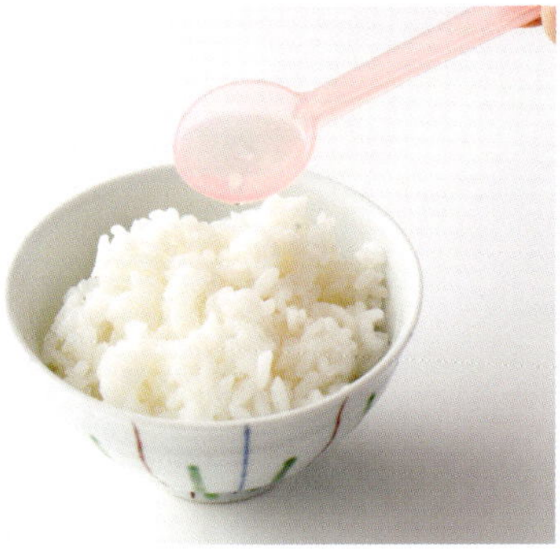

ごはんはやわらかいほど消化がよくなります。少しやわらかくしたいときは、ご飯茶碗１杯分に、小さじ１杯の水をふりかけ、ラップをして電子レンジ（600W）で１分ほど加熱するとよいでしょう。

2 煮込む

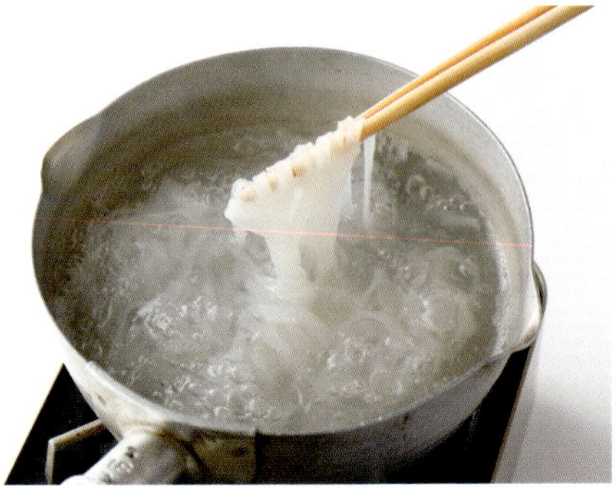

症状がそれほどひどくなければ普通のごはんやめんでもかまいませんが、不安のあるときにはよく煮込んでやわらかくすると安心です。ごはんは水やスープを加えておかゆのようにし、めんはいつもより煮る時間を長くします。

3 卵液に浸す

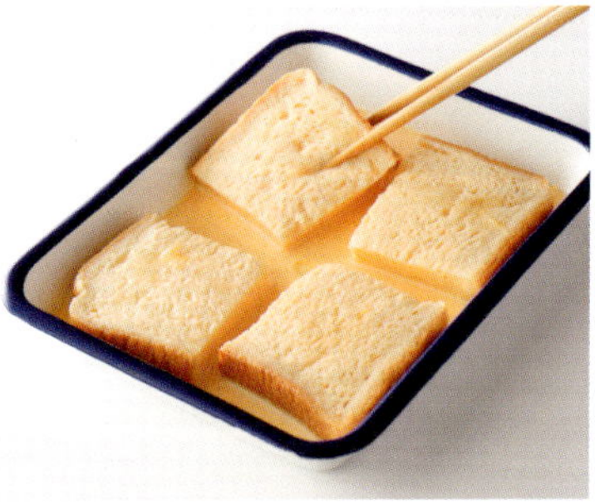

パンは卵液などに浸してから焼くことで、やわらかくなります。また、しっとりさが増すので、食欲がないときでも口にしやすく、卵のたんぱく質もあわせて効率よく栄養をとれるのも魅力です。

4 大根おろしやとろろと合わせる

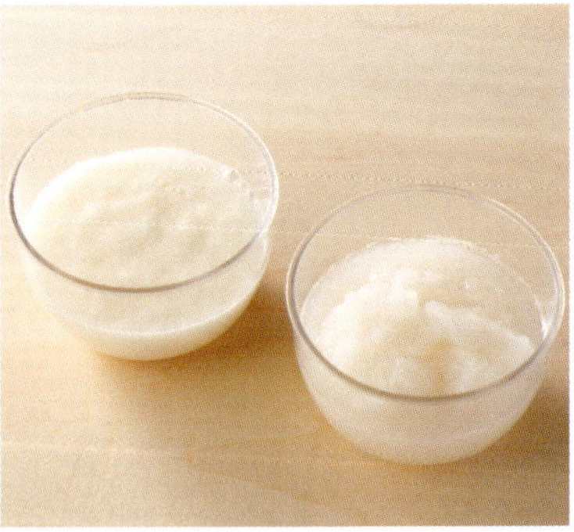

大根、長芋には、それぞれアミラーゼという消化酵素が豊富に含まれています。ごはんやめんと一緒に食べることで、消化を助けます。酵素は熱に弱いので、生のままかひと肌くらいの温度で食べるとよいでしょう。

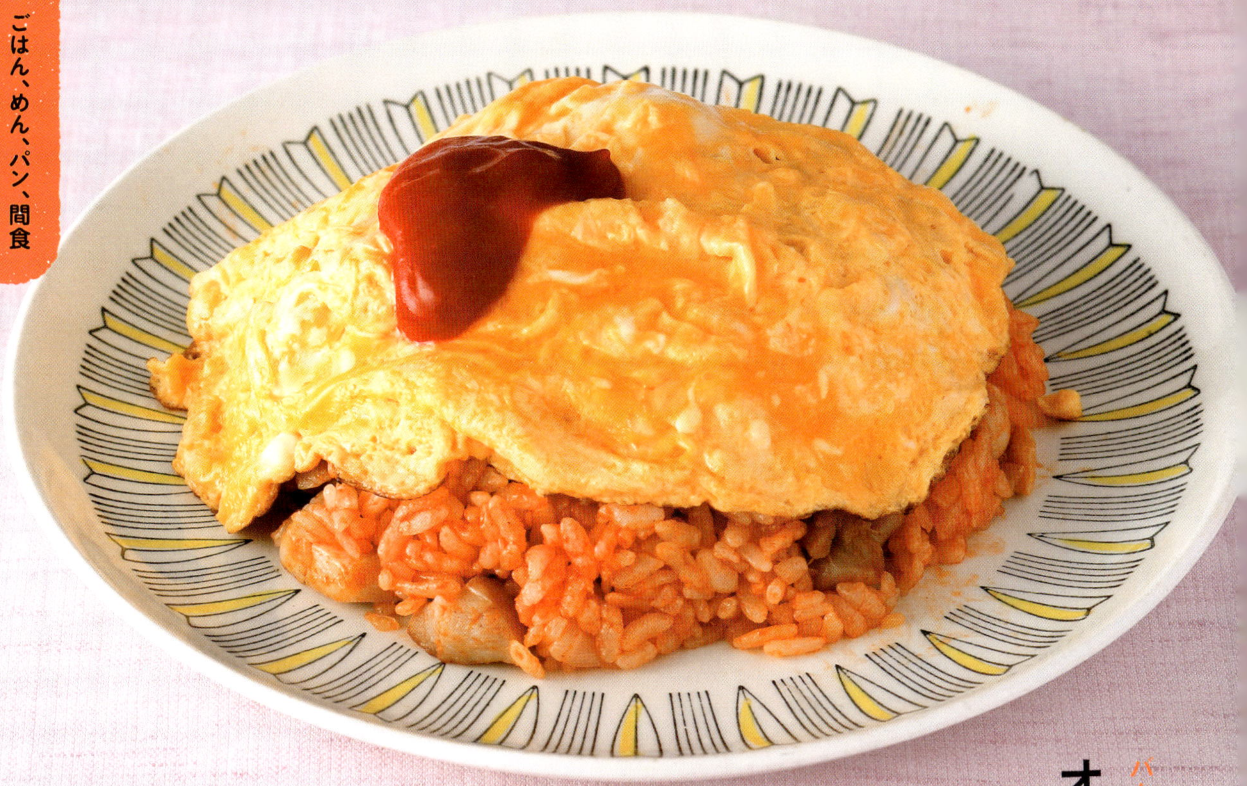

オムライス

バターの風味で、油控えめでも風味豊か

材料（1人分）

	ごはん	茶碗1杯分（150g）
	鶏もも肉（皮なし）	50g
	玉ねぎ	30g
	バター	10g
A	トマトケチャップ	大さじ1（18g）
	塩・こしょう	各少量
	卵	1個
B	牛乳	大さじ1.5
	マヨネーズ	小さじ1
	塩	少量
	サラダ油	小さじ1
	トマトケチャップ	小さじ1（6g）

作り方

1 鶏肉は一口大に切る。玉ねぎはみじん切りにする。
2 フライパンにバターを中火で溶かし、鶏肉を入れて炒め、色が変わったら玉ねぎを加えて透き通るまで炒める。Aを加えてさっと炒め、ごはんを加えてほぐしながら炒める。
3 器に2を盛る。
4 ボールに卵を溶きほぐし、Bを加えて混ぜる。
5 2のフライパンをさっと洗って水けをふき取り、油を入れて中火で熱し、4を流し入れて大きく混ぜて半熟状に火を通す。
6 3の上に5をすべらせてのせ、トマトケチャップをかける。

ここが Point
具材はバターで炒めてコクのあるチキンライスにします。卵はマヨネーズと牛乳を加えて、ふんわりおなかにやさしく仕上げます。

1人分
エネルギー 598 kcal
たんぱく質 22.2g
塩分 1.8g

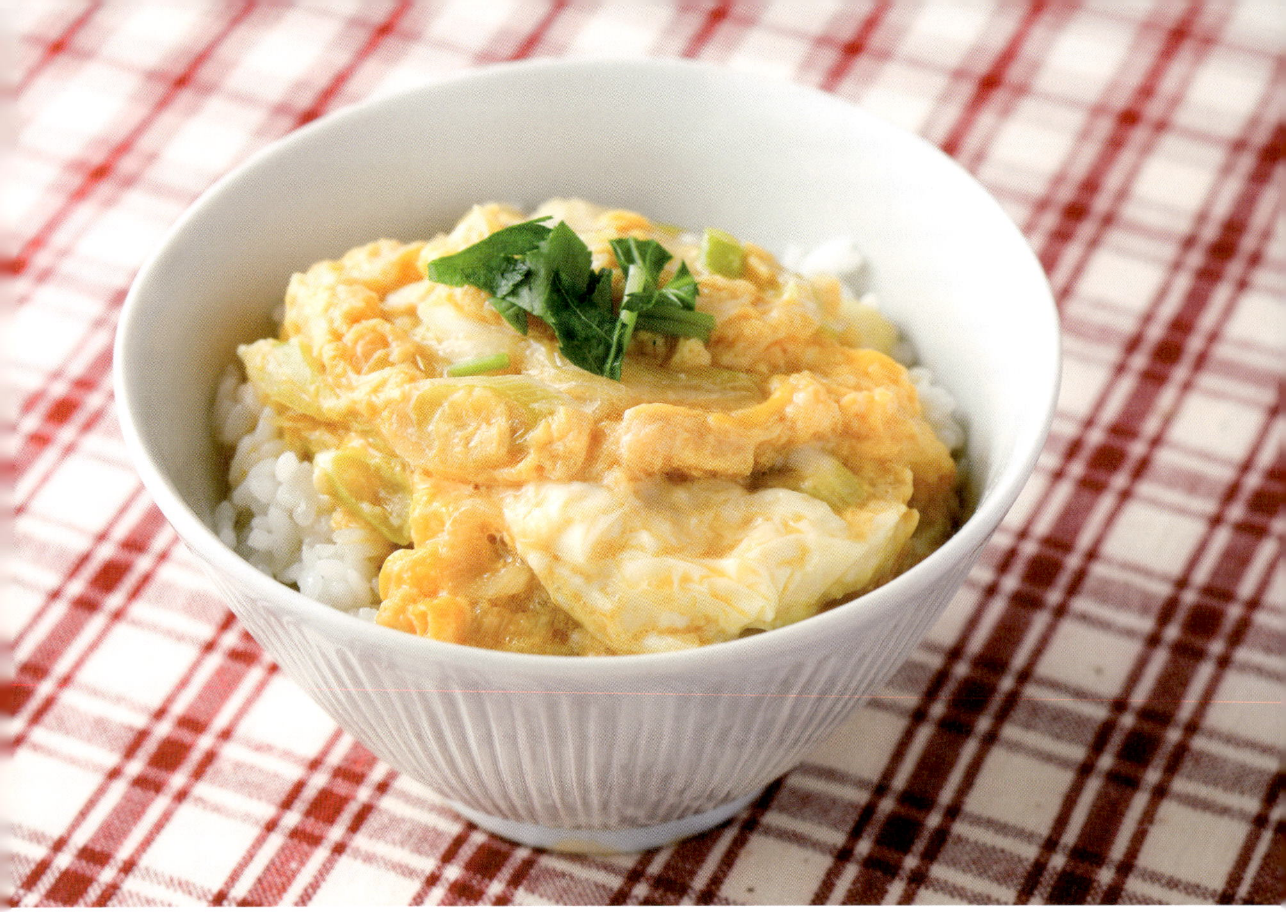

とろりとした生ゆばがごはんにからんで絶品

生ゆばの卵とじ丼

材料（1人分）

ごはん	茶碗軽めの1杯分（120g）
生ゆば	50g
ねぎ	30g
卵	1個（60g）
A　だし	70mℓ
しょうゆ	大さじ1弱（15g）
みりん	大さじ1弱（15g）
砂糖	小さじ⅔（2g）
三つ葉（1cm長さに切る）	少量

作り方

1 ゆばは一口大に切る。ねぎは斜め薄切りにする。
2 小さめのフライパンにAを入れて中火にかけ、煮立ったらゆば、ねぎを加えてひと煮する。
3 2に溶き卵を流し入れ、半熟状に火を通す。
4 器にごはんを盛り、3をのせ、三つ葉を散らす。

ここがPoint 豆乳のたんぱく質を固めたものが生ゆば。ゆでた青菜を加えると、より栄養豊かになります。

1人分
エネルギー 474kcal　たんぱく質 23.1g　塩分 2.5g

豆腐のクリームドリア

豆腐をソースにすることで、脂質を大幅にカット

材料（1人分）

絹ごし豆腐		⅓丁（100g）
塩		小さじ⅙
むきえび		25g
かたくり粉		少量
玉ねぎ		30g
カリフラワー		30g
A	酒	小さじ1弱（4g）
A	塩	小さじ⅙（1g）
A	こしょう	少量
サラダ油		小さじ½（2g）
ごはん		茶碗に軽く1杯分（120g）
B	パセリのみじん切り	少量
B	塩	少量
生クリーム		40mℓ
ピザ用チーズ		15g
かたくり粉		少量

作り方

1 豆腐は1cm厚さに切り、塩をふってペーパータオルで包み、10分ほどおいて水けをきる。

2 むきえびはあれば背わたを取り、かたくり粉を少量ふってもみ、水で洗って水けをふき取る。玉ねぎは5mm角に切る。カリフラワーは小房に分けてゆでる。

3 フライパンに油を中火で熱し、玉ねぎを入れてしんなりするまで炒め、えび、Aを加えて炒め、最後にカリフラワーを加えて炒め合わせる。

4 ボールにごはん、3、Bを入れてさっくりと混ぜる。

5 グラタン皿に4を入れ、1をくずしながら広げてのせ、生クリームをかけ、ピザ用チーズをのせる。220℃のオーブンに入れ、こんがりと焼き色がつくまで30分ほど焼く。

プラスワン

スキムミルクをプラス。スキムミルク大さじ1を生クリームに混ぜて、あとは同様に作る。

1人分 エネルギー579kcal たんぱく質21.1g 塩分2.5g

1人分

エネルギー	たんぱく質	塩分
558kcal	19.0g	2.4g

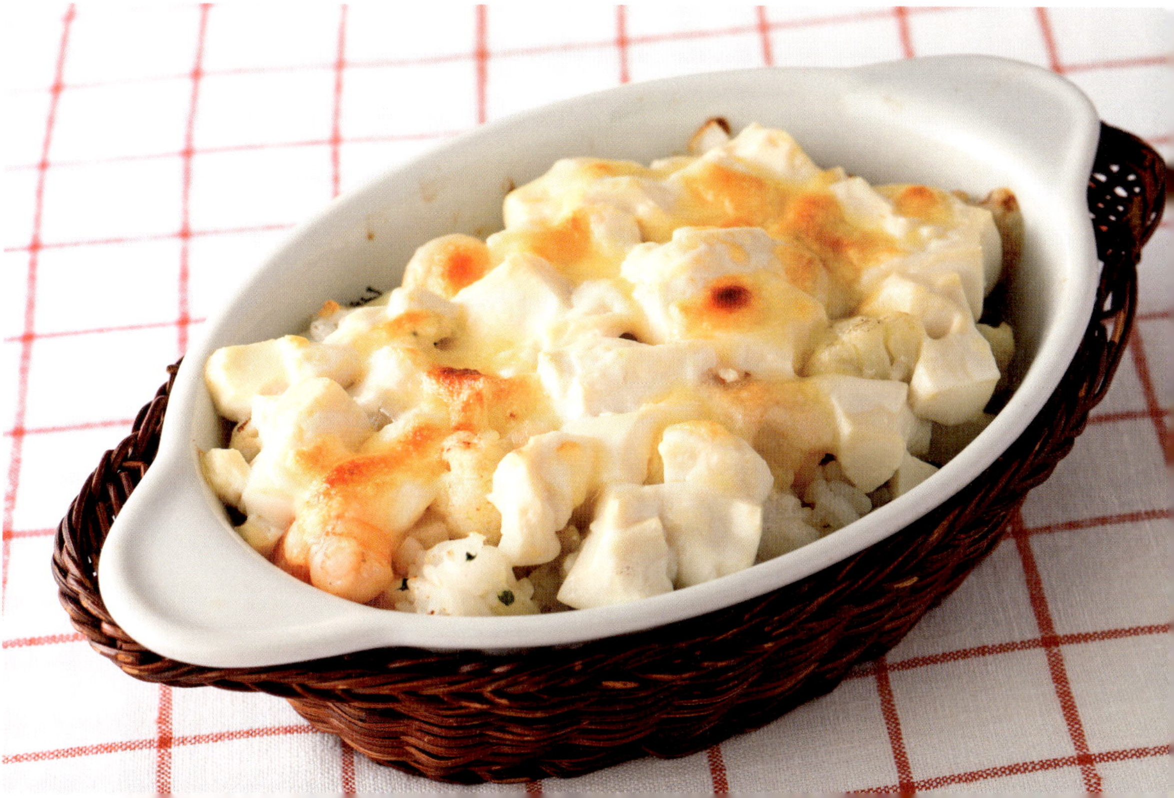

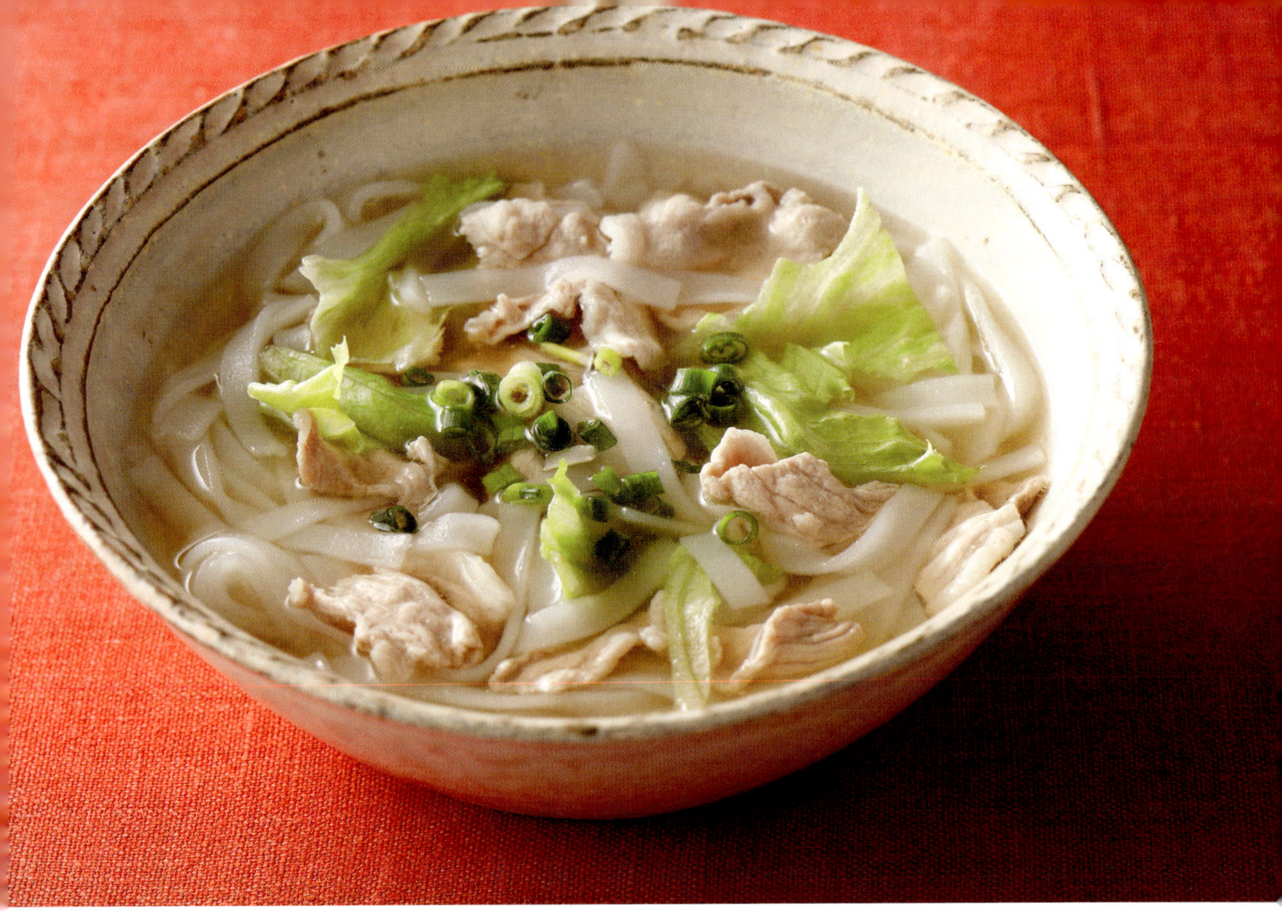

火を通すので、レタスがたっぷり食べられます

豚肉入りフォー

材料（1人分）

フォー（乾麺）……1玉（50g）
豚もも肉（薄切り）……50g
レタス……50g
水……500mℓ
A
鶏ガラスープの素……小さじ1（4g）
ナンプラーまたは薄口しょうゆ……小さじ1（6g）
砂糖……少量
万能ねぎの小口切り……10g

作り方

1 ボールにフォーを入れ、かぶるくらいの熱湯をかけてほぐし、ざるに上げる。
2 豚肉は一口大に切る。レタスは食べやすくちぎる。
3 フライパンに分量の水を入れて中火にかけ、煮立ったらAを入れる。再び煮立ったら豚肉を1枚ずつ広げて加え、色が変わったらフォーを加えて2分ほど煮て、レタスを加えてさっと煮る。
4 器に3を盛り、万能ねぎを散らす。

ここがPoint
フォーは米の粉を原料にしためんです。好みの肉や魚介、野菜に変えれば、バリエーションが楽しめます。

1人分
エネルギー 213kcal
たんぱく質 12.3g
塩分 3.4g

マヨネーズの風味で大満足の食べごたえ

卵チーズパン

材料（1人分）

- 食パン（6枚切り）……1枚（60g）
- 卵……1個
- マヨネーズ……大さじ½（6g）
- スライスチーズ（とろけるタイプ）……1枚
- 粗びき黒こしょう……少量

作り方

食パンの縁にマヨネーズを絞り出し、土手を作り、中に卵を割り入れ、スライスチーズをのせる。オーブントースターで6〜7分焼き、粗びき黒こしょうをふる。

1人分
エネルギー 353kcal
たんぱく質 17.2g
塩分 1.6g

ここがPoint 時間がないときでも、手軽にたんぱく質がとれます。朝食にもおすすめです。

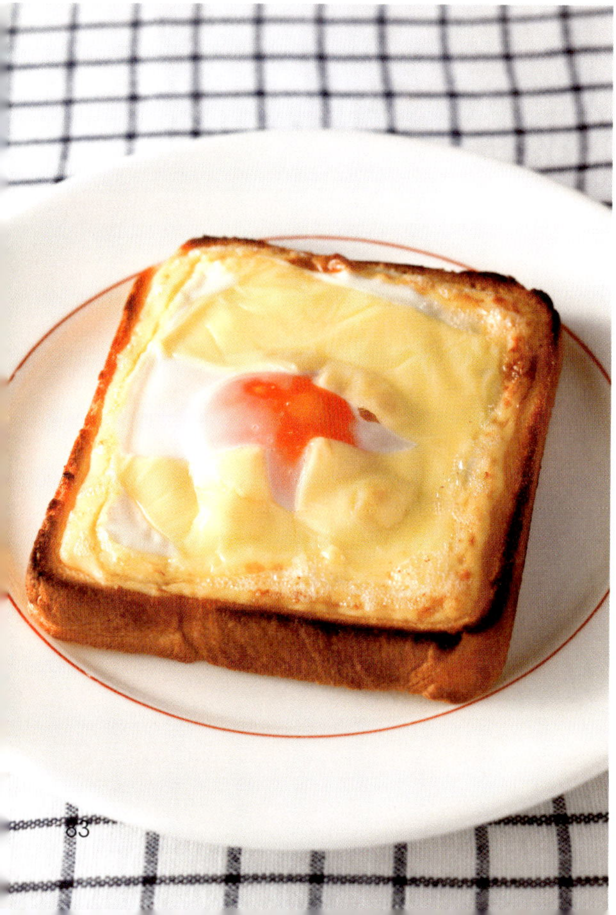

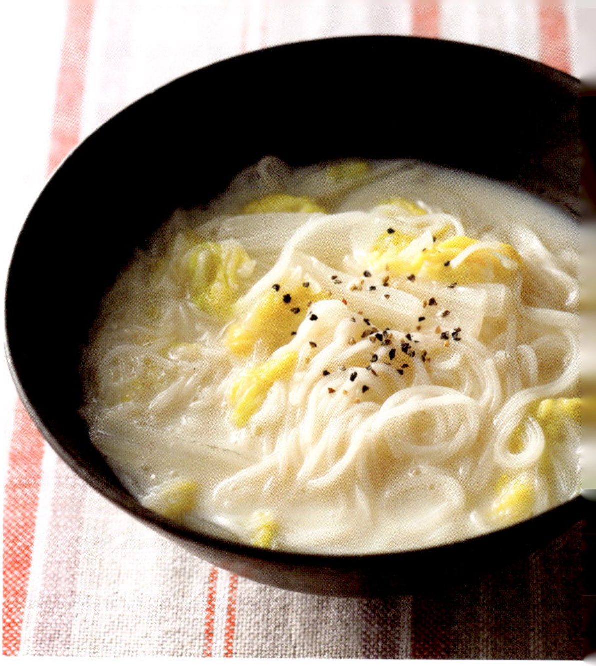

豆乳入りでスープも栄養たっぷり

豆乳そうめん

材料（1人分）

- そうめん（ゆでる）……1束（乾50g）
- ねぎ……30g
- 白菜……50g
- 水……300mℓ
- A 豆乳……100g
- A 顆粒中華スープの素……小さじ1（4g）
- 粗びき黒こしょう……適量

作り方

1 ねぎは斜め薄切りにする。白菜は短冊切りにする。
2 なべに分量の水、1を入れて中火にかけ、野菜に火が通るまで煮る。ゆでたそうめんを、めんがくっつかないように混ぜながら加える。
3 2にAを加えて温まるまで煮る。
4 器に3を盛り、粗びき黒こしょうをふる。

1人分
エネルギー 250kcal
たんぱく質 9.8g
塩分 2.2g

プラスワン すりごまをプラス。でき上がりに、すり白ごま小さじ1をかける。
1人分 エネルギー262kcal たんぱく質10.3g 塩分2.2g

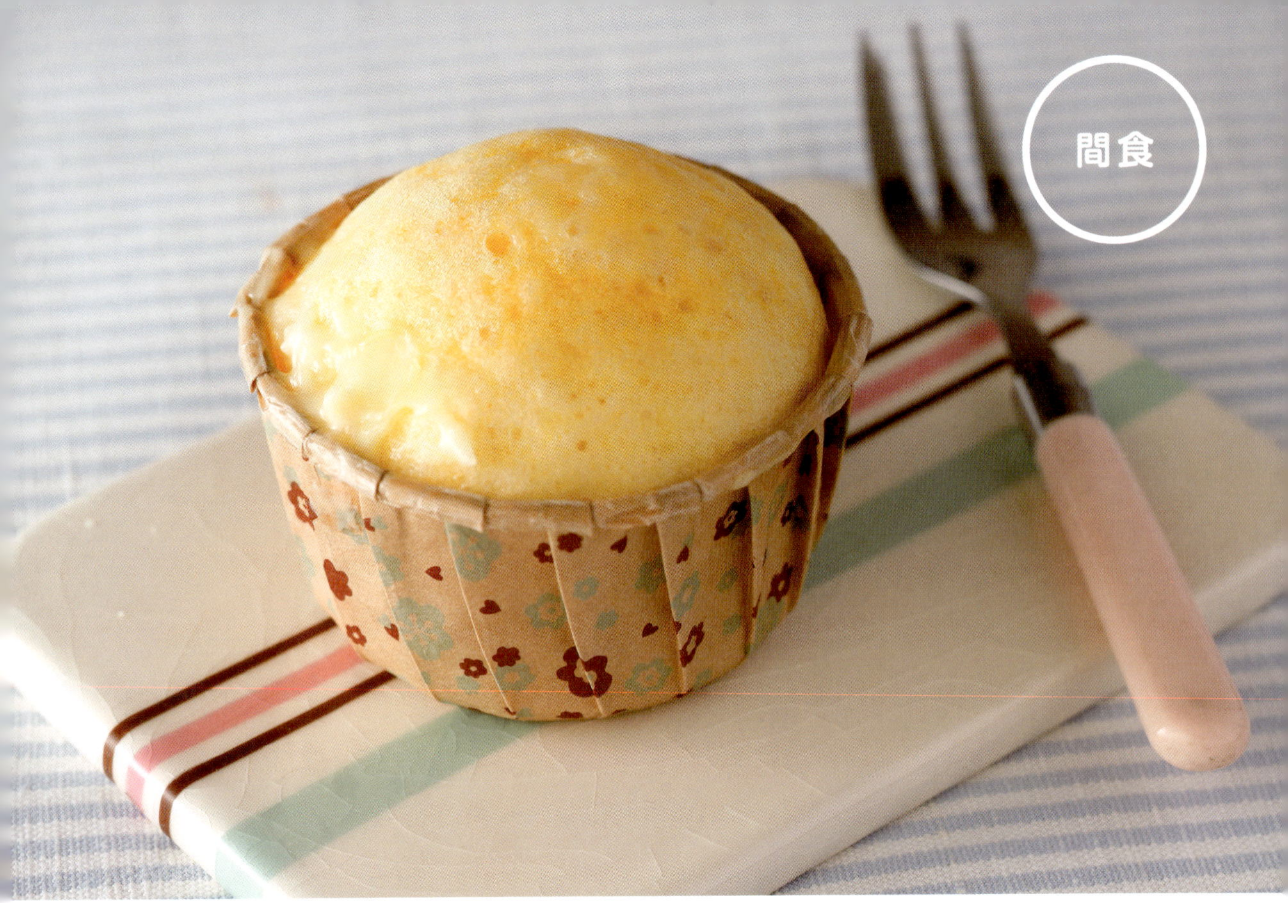

チーズ入り蒸しパン

チーズの塩気で、食事代わりにもおすすめです

材料（3個分）

ホットケーキミックス		75g
プロセスチーズ		60g
溶き卵		½個（30g）
牛乳		大さじ3（45㎖）
A	砂糖	大さじ1（9g）
A	サラダ油	大さじ1（12g）

作り方

1 チーズは1㎝角に切る。
2 ボールに卵を溶きほぐし、牛乳を加えて泡立て器で混ぜ、チーズ、Aを加えて混ぜる。
3 カップケーキ型3個に2を等分に流し入れて平らにならす。
4 蒸気の上がった蒸し器に3を入れ、強火で15分ほど蒸す。竹串を刺して生地がつかなければでき上がり。

ここがPoint 冷凍保存ができるので、まとめ作りしておくと重宝します。食べるときは、自然解凍か電子レンジで1個につき600W 3分ほど（様子を見ながら調整）加熱してください。

プラスワン 粉チーズをプラス。粉チーズ小さじ1をホットケーキミックスに混ぜて、あとは同様に作る。
1人分 エネルギー236kcal たんぱく質8.5g 塩分0.9g

1人分
エネルギー 230kcal
たんぱく質 8.1g
塩分 0.8g

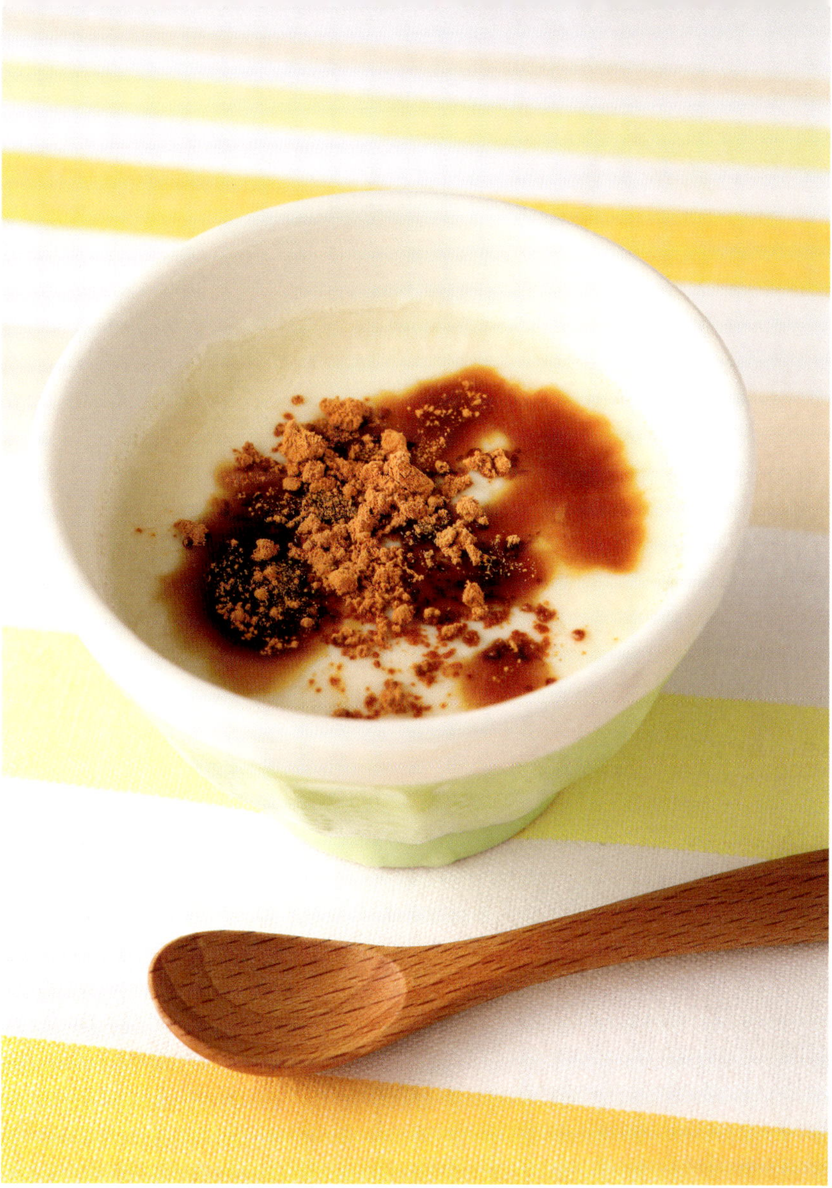

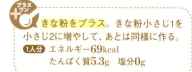

きな粉でたんぱく質と食物繊維をプラス

豆乳プリン

作り方

1 分量の水に粉ゼラチンをふり入れてふやかす。

2 耐熱ボールに豆乳を入れ、ラップをして電子レンジで40秒加熱する。

3 1にラップをして電子レンジで10秒加熱し、2に加えて泡立て器で混ぜる。

4 器に3を流し入れ、粗熱を取って冷蔵庫で冷やしかためる。食べるときにAをかける。

材料（1個分）

豆乳……75mℓ
水……小さじ2
粉ゼラチン……小さじ½（1.5g弱）
A 黒みつ……小さじ1（7g）
　きな粉……小さじ1（1.7g）

プラスワン きな粉をプラス。きな粉小さじ1を小さじ2に増やして、あとは同様に作る。
1人分 エネルギー69kcal たんぱく質5.3g 塩分0g

1人分
エネルギー 61kcal
たんぱく質 4.7g
塩分 0g

卵と牛乳でたんぱく質も充実

フレンチトースト

材料（1人分）

食パン（6枚切り）……1枚（60g）

A
- 牛乳……60mℓ
- 溶き卵……½個分（30g）
- 砂糖……大さじ½（4.5g）

バター……小さじ1（4g）

メープルシロップ……小さじ1（7g）

作り方

1. 食パンは4等分に切る。
2. バットにAを混ぜ合わせ、食パンを浸す。
3. フライパンにバターを中火で溶かし、2を入れて弱火で両面に焼き色がつくまで焼く。
4. 器に3を盛り、メープルシロップをかける。

1人分
エネルギー 310kcal
たんぱく質 11.3g
塩分 1.0g

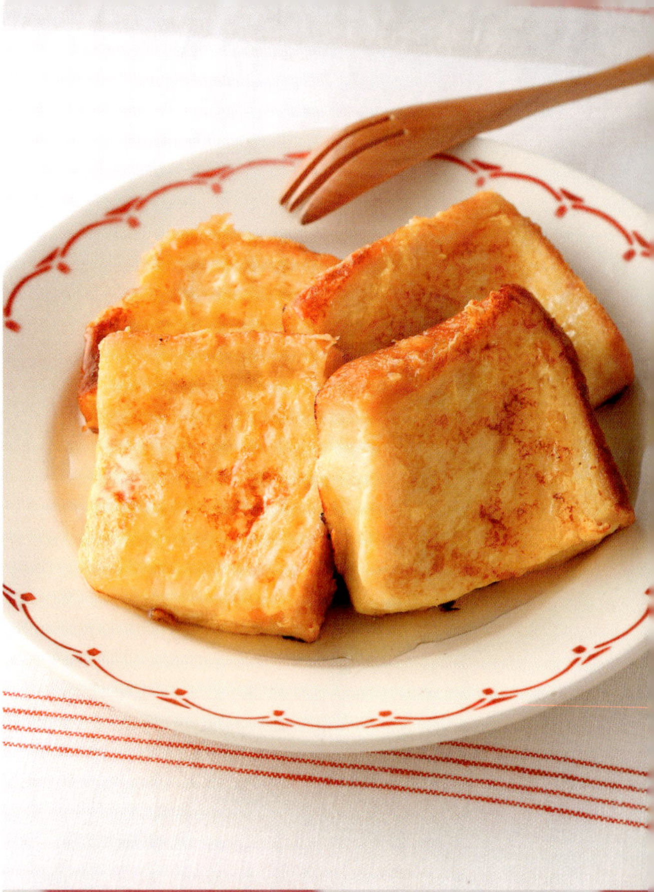

胃腸にやさしい、ふわふわ食感です

ヨーグルトスフレ

材料（2人分）

プレーンヨーグルト……100g

砂糖……大さじ2⅔（25g）

卵……小1個（50g）

レモン汁……少量

作り方

1. ヨーグルトはペーパータオルを敷いたざるに入れ、冷蔵庫で2〜3時間おいて水けをきる。
2. 卵は卵黄と卵白に分け、それぞれボールに入れる。卵白に砂糖を加えてしっかり角がたつまで泡立てる。
3. 卵黄に1を加えて泡立て器で混ぜ、2を加えてゴムベラでさっくり混ぜる。
4. ココット皿2個に3を等分に流し入れ、天板において器の半分のたかさまで湯をはり、220℃に熱したオーブンで30分ほど焼く。

1人分
エネルギー 117kcal
たんぱく質 4.9g
塩分 0.2g

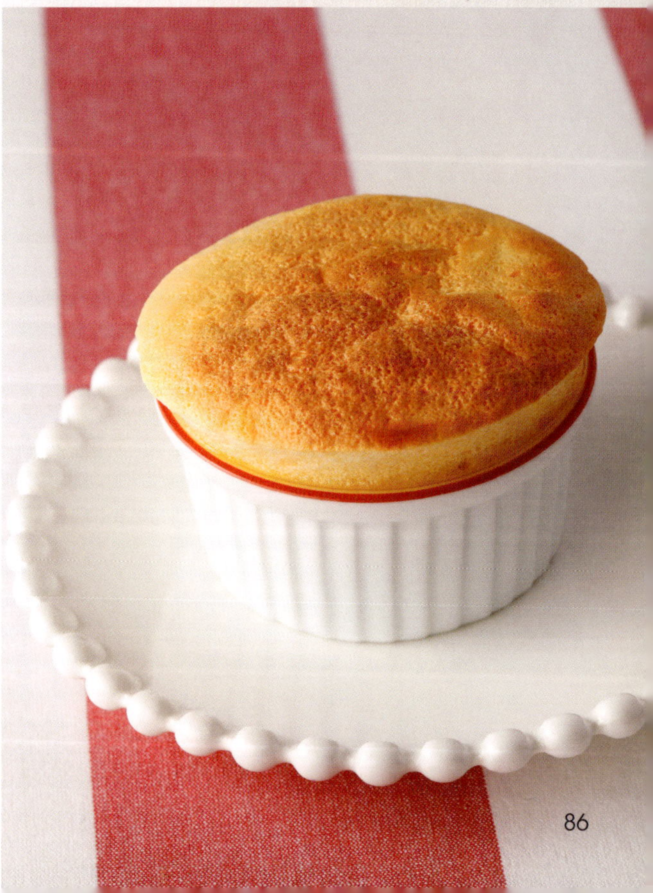

食物繊維とカルシウムがたっぷり

さつまいもの茶巾絞り

1人分
エネルギー 189 kcal
たんぱく質 2.2g
塩分 0.1g

材料（1人分）

さつま芋……100g
牛乳……30mℓ
砂糖……大さじ1（9g）

作り方

1 さつま芋は厚く皮をむき、一口大に切る。水にさらして水けをきる。
2 耐熱ボールにさつま芋、牛乳を入れてふんわりラップをし、電子レンジで4～5分加熱する。
3 2が熱いうちに砂糖を加え、フォークかマッシャーでつぶし、粗熱を取る。ラップにのせ、茶巾に絞る。

ここがPoint
さつま芋の水分によって、牛乳の量は調節してください。シナモンパウダーを少量加えてもおいしいです。

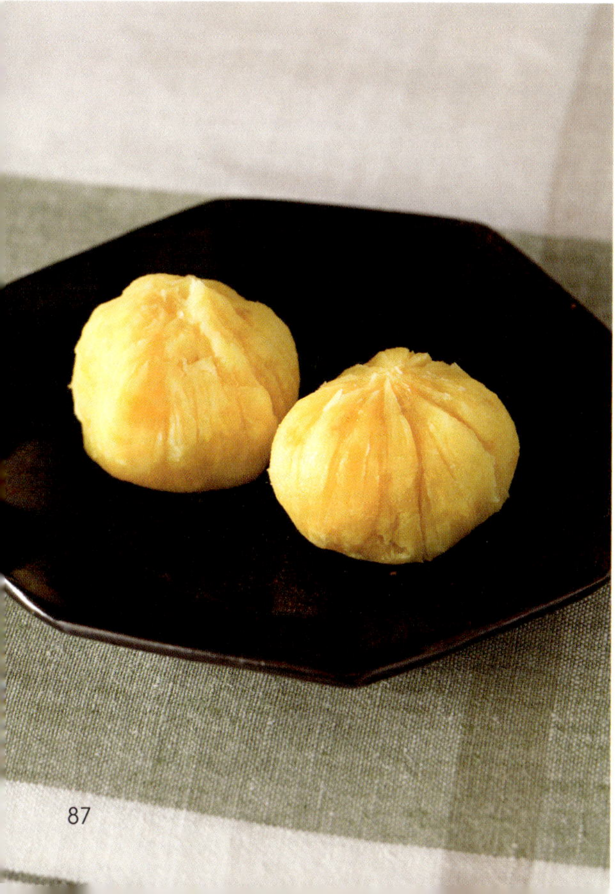

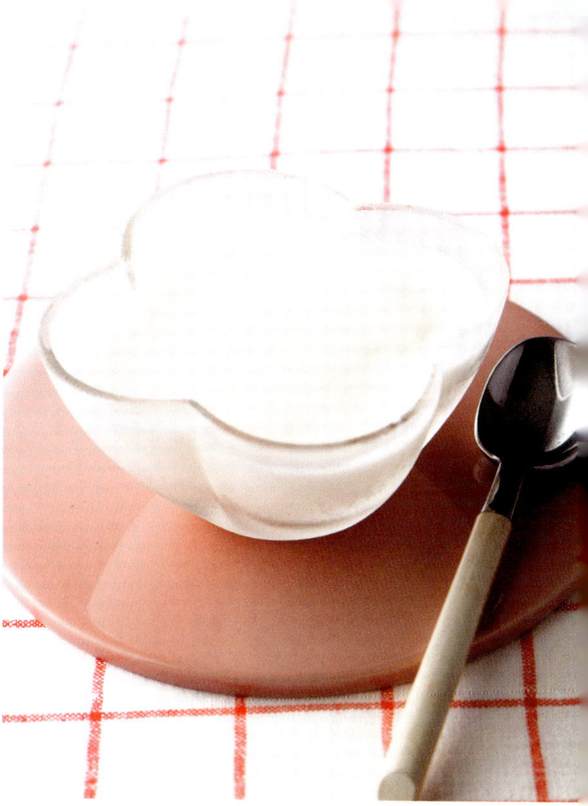

痛みで固形物がとりにくいときにもおすすめです

杏仁豆腐

材料（1人分）

牛乳……100mℓ
砂糖……大さじ½（4.5g）
粉ゼラチン……小さじ½（1.5g）
水……大さじ1弱（13g）
アーモンドエッセンス……適量

作り方

1 水に粉ゼラチンをふり入れてふやかす。
2 耐熱ボールに牛乳、砂糖を入れ、ふんわりラップをして電子レンジで1分ほど加熱して砂糖を溶かす。1を加えてよく混ぜてゼラチンを溶かし、アーモンドエッセンスを加えて混ぜる。
3 器に2を流し入れ、冷蔵庫で冷やしかためる。

1人分
エネルギー 170 kcal
たんぱく質 4.7g
塩分 0.1g

プラスワン
スキムミルクをプラス。スキムミルク大さじ1を牛乳に混ぜ、あとは同様に作る。
1人分 エネルギー192kcal たんぱく質6.8g 塩分0.2g

胃・十二指腸潰瘍で気になるQ&A

病気や食事療法に関する
素朴な疑問や悩みについて
医師と管理栄養士がお答えします

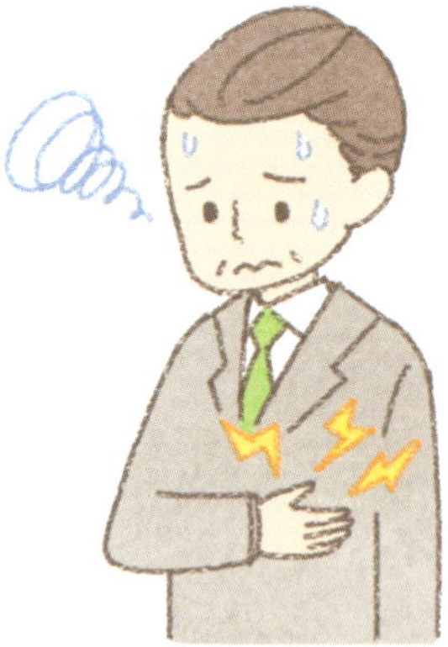

病気について

Q 潰瘍が再発してしまうのですが、遺伝や体質に関係があるのでしょうか？

A 潰瘍が遺伝することはありません。潰瘍の原因は、おもにピロリ菌の感染と非ステロイド性消炎鎮痛薬に、ストレス、アルコール、喫煙などの影響が関与して起こると考えられています。ピロリ菌の感染は、上下水道の普及率が低かった時期に生まれた世代に多く、免疫力の弱い小児期に感染しやすいことがわかっています。家族の中で潰瘍の発生率が高い場合は、こういった生活環境が同じだったためと考えるのが妥当です。

治りにくかったり、再発しやすかったりする人の傾向として、自覚症状がなくなると自己判断で服薬をやめてしまうことが挙げられます。また、食事時間が不規則だったり欠食して空腹時間が長くなりやすい人は、胃の粘膜が胃液によって刺激を受けることが多くなります。

このほか、発症因子となるたばこの吸い過ぎ、アルコールの飲み過ぎを改められない人、過度のストレスが常にかかるような人も治りが遅い傾向があります。

Q 潰瘍ががん化することはありますか？それは再発時でもあるのでしょうか？

A 良性潰瘍ががん化することはありませんが、がんとの鑑別が難しいこともありますので注意が必要です。ピロリ菌感染があると、胃潰瘍や十二指腸潰瘍、萎縮性胃炎などが生じて、その一部ががん化する場合があります。食欲不振や上腹部の痛みなどの症状が続く場合は、早めに検査を受けてください。

Q ピロリ菌除去はどのように行うのでしょうか？

A まず、感染の有無を調べます。検査方法は内視鏡を使うものと使わないものがあります。内視鏡を使わない検査は特殊な診断薬を飲んで吐き出した呼気を調べる尿素呼気検査のほか、血液検査、尿検査、便の検査があります。内視鏡を使わない分、体への負担が少なくてすみます。健康保険で受けられるのは、内視鏡検査や造影検査後に限られます。

感染が確認されたら、アモキシシリン（ペニシリン系抗生物質）、クラリスロマイシン（マクロライド系抗生物質）、カリウムイオン競合型アシッドブロッカーまたはプロトンポンプ阻害薬（胃酸分泌抑制薬）の3種類の薬を1週間服用します。4週間後以降に除菌できたかを検査し、失敗した場合は薬剤をかえて2次除菌を行いますが、もともと耐性菌がある場合は除菌に失敗します。また、決められた服用を守らないと耐性菌ができやすいので注意が必要です。

Q ピロリ菌の除去をすれば、再発の心配はないでしょうか？

A 潰瘍はピロリ菌だけでなく、非ステロイド性鎮痛薬なども原因となります。また、心筋梗塞や脳梗塞の治療の際に血栓予防の目的で使われる低用量（少量）のアスピリンの服用でも潰瘍ができることがあります。また、飲酒や喫煙、過度のストレスによって潰瘍が再発することもあります。

Q 市販薬や漢方薬を服用してもよいでしょうか？

A 薬は病院で処方されているものだけにしましょう。病院では診察の結果、病状に応じた薬を必要な量と期間を考えて処方していますが、市販薬や市販の漢方薬は、病状に合っていない場合や、効き目が強いものが多くあります。また、病院で処方されている薬と一緒に服用すると、効果を相殺してしまったり、薬の量が過剰になって体調を崩したりするおそれがあります。

健康食やサプリメントも同様のことが懸念されます。どうしても試してみたいものがある場合は、主治医や病院の薬剤師に必ず相談をしてください。

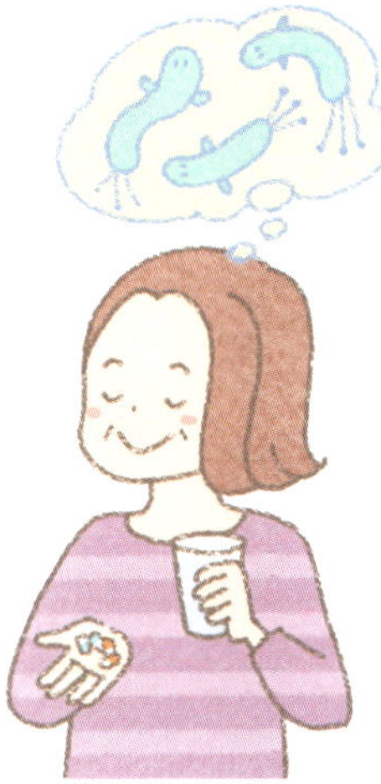

食生活について

Q 食事を5回に分けて食べていますが、甘いものが好きなので2回はお菓子で代用してもよいでしょうか？

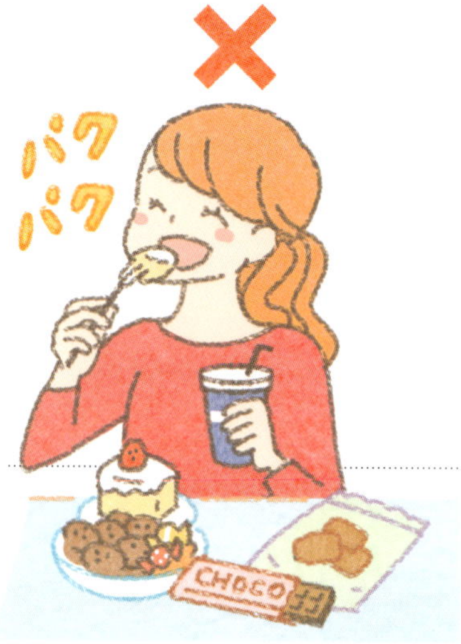

A 3回の食事を5回に分けて食べるのは胃腸の負担を減らすために有用です。

しかし、間食の本来の目的は3回の食事で不足する栄養を補うことにありますから、いつも甘いお菓子で代用するのはあまりおすすめではありません。特にようかんやおしるこ、清涼飲料水などのように多量の砂糖を含む食品は胃酸分泌を過剰に刺激するため食べ過ぎには注意が必要です。また、ドーナッツやかりんとうなどのように油で揚げてある菓子類は消化に時間がかかってしまいます

だからといって、好きなお菓子をやめるのは難しいですね。ストレスにもなりかねません。そこで、胃腸にやさしいお菓子選びのコツを覚えておきましょう。甘さ控えめで消化がよく、たんぱく質やビタミン、ミネラルが豊富な食品を選ぶようにします。乳製品、果物、芋類を使ったお菓子がおすすめです。プリン、カステラ、蒸しパン、スイートポテト、フルーツヨーグルトなどはいかがでしょうか。

食べる楽しみと胃腸への思いやりを両立させるのが何よりも大切です。

Q 病院で消化がよく、やわらかいものを食べるように言われましたが、やわらかいものならなんでもよいでしょうか？

A 誤解されがちですが、やわらかいもの＝消化がよいものではありません。たとえやわらかくても脂肪が多ければ、胃酸や消化酵素の分泌を促進させ、長く胃にとどまるため胃腸に負担をかけます。牛の霜降り肉やマグロのトロ、豚バラ肉、生クリームたっぷりのケーキなどはとろけるような口あたりですが、脂肪がたっぷり含まれているので、控えるか少量にするなど用心してください。

Q 食物繊維は消化が悪いと聞きますが、とらないほうがよいのでしょうか？

A 食物繊維は腸内環境改善や便秘予防、糖尿病や脂質異常症の予防・改善に役立つので、ある程度は必要ですから、むやみに控える必要はありません。

野菜類は繊維を短く断ち切り、よく煮たり蒸したりして、消化をよくする調理を心がけましょう。本誌では2章~5章のはじめに「消化をよくする調理法」を説明しているので、それらを参考にしてください。

食材の中には、消化をよくする調理法をおこなっても胃腸に負担をかけやすいものもあります。玄米や全粒粉のように外皮を含む穀物、薄皮つきの豆、ごぼうのように食物繊維が多いうえに繊維がかたいものなどです。きのこや海藻、こんにゃくなども控えめにしましょう。

Q 夕飯をとるのが遅く、朝は食欲がわきません。それでも朝食は食べた方がよいのでしょうか？

A 食事をとらないで空腹時間が長くなると胃酸で胃壁が荒れやすくなるので、食事は時間を決めて規則正しく食べることが大事です。仕事を終えてからようやくとる夕食は、空腹でもあり、食べ過ぎてしまいがちです。一度に食べ過ぎると消化に時間がかかり、胃腸に負担をかけます。夕方におにぎりやサンドイッチなどの軽食をとり、その分夕食は量を控えめにしましょう。

夕食は、卵や青菜を入れた煮込みうどんや肉や魚、豆腐、野菜などを使った鍋物やホイル焼きなどにすると、手間がかからず消化もよいので、胃腸の負担も減り、朝、食欲も出るようになるのではないでしょうか。

Q 晩酌が楽しみなのですが、潰瘍ができたらやめなければだめでしょうか？

A お酒を多量に飲んだり、量は多くなくてもアルコール度数の高いお酒を一気に飲むと、胃粘膜を傷つけることになるので注意が必要です。病状が安定している状態であれば、食事のときに適量ならよいでしょう。たんぱく質を含む料理といっしょに、ゆっくり飲みましょう。空腹時に飲むのは避けるようにしましょう。

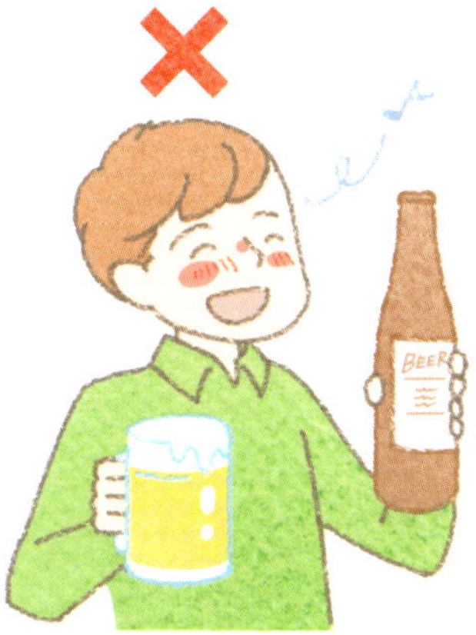

栄養成分値一覧

・文部科学省『日本食品標準成分表2015年版（七訂）』にもとづいて算出しています。
　同書に記載のない食品は、それに近い食品（代用品）の数値で算出しました。
・栄養成分値は1人分（1回分）あたりの値です。
・市販品はメーカーから公表された成分値のみ合計しています。

調理法別！おいしくてやわらかい肉、魚のおかず

●酵素でやわらかく

料理名	掲載ページ	エネルギー (kcal)	たんぱく質 (g)	脂質 (g)	コレステロール (mg)	炭水化物 (g)	食物繊維総量 (g)	カリウム (mg)	カルシウム (mg)	鉄 (mg)	亜鉛 (mg)	ビタミンA（レチノール活性当量） (μg)	ビタミンB1 (mg)	ビタミンB2 (mg)	ビタミンC (mg)	n-3系多価不飽和脂肪酸 (g)	食塩相当量 (g)
牛肉のステーキおろしソース	18	268	17.5	17.1	48	9.2	1.4	541	28	2.2	2.9	215	0.13	0.24	12	0.07	1.3
鶏肉のやわらか煮りんご風味	20	247	16.8	10.3	70	20.9	2.9	643	37	1.0	1.7	153	0.16	0.20	20	0.46	1.5
カジキマグロのムニエル	21	192	15.9	10.2	58	8.3	1.0	478	12	0.6	0.7	88	0.07	0.09	4	0.76	1.0
鶏肉のジューシー焼き	22	181	19.8	2.0	58	20.8	0.1	382	10	0.7	0.9	8	0.10	0.11	8	0.07	2.1
豚肉の玉ねぎみそ漬け	23	155	19.5	3.6	47	8.7	1.7	453	33	1.2	2.0	14	1.08	0.23	4	0.08	1.2
りんごの豚肉巻き照り焼き	24	153	14.1	3.7	40	13.9	0.8	362	13	0.9	1.4	17	0.59	0.16	4	0.02	2.2
鶏肉と玉ねぎの照り煮	25	255	20.7	9.6	59	19.2	1.7	499	28	0.8	0.9	12	0.13	0.13	15	0.59	1.8

●塩麹でやわらかく

料理名	掲載ページ	エネルギー (kcal)	たんぱく質 (g)	脂質 (g)	コレステロール (mg)	炭水化物 (g)	食物繊維総量 (g)	カリウム (mg)	カルシウム (mg)	鉄 (mg)	亜鉛 (mg)	ビタミンA（レチノール活性当量） (μg)	ビタミンB1 (mg)	ビタミンB2 (mg)	ビタミンC (mg)	n-3系多価不飽和脂肪酸 (g)	食塩相当量 (g)
鶏肉のやわらか塩麹焼き	26	303	19.4	13.6	58	24.0	0.5	362	8	0.5	0.6	21	0.09	0.11	42	0.86	1.9
鮭とかぶの塩麹煮	27	203	19.2	3.4	47	16.0	1.1	464	51	0.7	0.5	32	0.15	0.2	20	0.68	2.9
豆腐入りハンバーグ	28	375	19.9	26.8	60	11.1	1.4	516	82	1.7	2.9	19	0.63	0.22	11	0.96	1.5
豚肉と野菜の塩麹炒め	29	203	8.3	14.0	20	10.6	2.0	348	37	0.7	0.9	148	0.33	0.11	42	0.06	2.1
タラコと白菜のレンジ煮	30	123	8.6	6.0	105	9.1	2.1	389	67	0.6	1.2	197	0.26	0.19	31	0.68	2.3
サワラの塩麹漬け焼き	30	197	16.5	7.8	48	11.9	0.1	398	13	0.7	0.8	18	0.07	0.28	0	1.36	1.3
塩麹のポークソテー	31	218	19.5	9.0	53	13.9	1.7	485	19	1.0	2.0	47	0.82	0.25	46	0.32	2.5

料理名	掲載ページ	エネルギー (kcal)	たんぱく質 (g)	脂質 (g)	コレステロール (mg)	炭水化物 (g)	食物繊維総量 (g)	カリウム (mg)	カルシウム (mg)	鉄 (mg)	亜鉛 (mg)	ビタミンA（レチノール活性当量）(μg)	ビタミンB1 (mg)	ビタミンB2 (mg)	ビタミンC (mg)	n-3系多価不飽和脂肪酸 (g)	食塩相当量 (g)
大根と豚肉の煮物	32	184	14.3	7.7	40	12.6	1.0	461	30	0.7	1.4	21	0.60	0.17	12	0.31	2.1
鶏なべ	33	396	28.5	12.8	87	40.3	4.4	1007	155	2.2	2.6	172	0.29	0.33	24	0.37	3.8
ヒラメと小松菜の和風ユッケ	34	280	22.0	13.2	281	13.5	1.1	556	100	2.2	1.2	141	0.25	0.19	17	0.59	2.3
やわらか鶏ハム	35	114	20.6	1.7	63	2.8	0	324	4	0.3	0.6	8	0.09	0.10	3	0.04	0.8
スズキと白菜の塩麹蒸し	35	161	17.1	3.5	54	11.4	1.3	517	53	0.5	0.6	152	0.05	0.19	21	0.72	2.0
銀ダラの西京焼き	36	284	12.7	15.5	40	18.3	0.8	376	28	0.7	0.4	1200	0.05	0.09	3	0.96	3.1
タラの塩麹マヨネーズ焼き	37	158	14.5	9.2	54	3.2	0.1	292	31	0.2	0.5	28	0.08	0.09	1	0.56	1.0

●圧力なべでやわらかく

料理名	掲載ページ	エネルギー (kcal)	たんぱく質 (g)	脂質 (g)	コレステロール (mg)	炭水化物 (g)	食物繊維総量 (g)	カリウム (mg)	カルシウム (mg)	鉄 (mg)	亜鉛 (mg)	ビタミンA（レチノール活性当量）(μg)	ビタミンB1 (mg)	ビタミンB2 (mg)	ビタミンC (mg)	n-3系多価不飽和脂肪酸 (g)	食塩相当量 (g)
豚肉のトマト煮	38	226	19.9	7.3	48	20.0	3.0	762	40	1.3	2.1	252	1.15	0.25	22	0.30	2.1
鶏肉と野菜のホワイトシチュー	39	409	20.9	19.2	97	38.1	3.9	1002	210	1.3	2.3	151	0.28	0.45	74	0.12	1.9
ロールキャベツ	40	207	13.6	10.6	88	15.1	3.5	540	88	1.4	2.0	29	0.43	0.22	69	0.09	1.5
ブイヤベース	41	343	44.2	5.0	156	12.2	1.7	1319	80	1.5	2.9	63	0.20	0.22	15	0.18	1.4
肉豆腐	42	345	24.3	18.9	55	14.2	0.7	609	110	2.4	4.4	21	0.17	0.25	11	0.56	3.1
キンメダイの酒蒸し	43	154	15.6	7.4	48	7.0	2.3	748	85	0.7	0.4	74	0.07	0.09	16	1.12	1.8
ビーフシチュー	44	465	20.1	21.9	71	42.1	4.9	1198	56	2.3	3.4	339	0.27	0.26	52	0.46	2.5
豚肉とりんごの煮込み	45	259	18.8	12.9	63	16.9	1.9	448	29	0.8	1.8	42	0.79	0.22	15	0.32	1.0
肉じゃが	46	240	13.8	6.2	34	29.0	2.3	716	25	1.0	1.5	140	0.58	0.18	34	0.23	1.9
鶏肉と大根とにんじんの煮物	47	145	12.9	3.1	52	12.9	1.8	482	33	0.8	1.3	152	0.12	0.16	16	0.04	1.5
ニジマスの甘露煮	47	321	22.6	14.2	69	15.4	0	450	18	0.6	0.6	57	0.18	0.13	2	2.56	2.3
アジのやわらか煮	48	150	13.4	2.8	41	14.8	0.5	389	79	1.2	0.8	56	0.11	0.13	8	0.64	2.4
マグロカマと大根の甘辛煮	49	273	28.9	1.6	51	26.2	2.3	755	46	1.8	0.8	93	0.15	0.11	18	0.19	2.8
冬瓜のそぼろあんかけ	50	196	12.8	3.1	33	24.5	1.3	529	31	0.8	1.3	2	0.50	0.16	40	0.02	2.1
タイのホイル蒸し	50	146	16.8	7.8	55	0.7	0.2	367	13	0.2	0.4	9	0.26	0.07	7	1.44	0.5

料理名	掲載ページ	エネルギー (kcal)	たんぱく質 (g)	脂質 (g)	コレステロール (mg)	炭水化物 (g)	食物繊維総量 (g)	カリウム (mg)	カルシウム (mg)	鉄 (mg)	亜鉛 (mg)	ビタミンA（レチノール活性当量） (μg)	ビタミンB₁ (mg)	ビタミンB₂ (mg)	ビタミンC (mg)	n-3系多価不飽和脂肪酸 (g)	食塩相当量 (g)

豆腐、卵のおかず

料理名	掲載ページ	エネルギー (kcal)	たんぱく質 (g)	脂質 (g)	コレステロール (mg)	炭水化物 (g)	食物繊維総量 (g)	カリウム (mg)	カルシウム (mg)	鉄 (mg)	亜鉛 (mg)	ビタミンA（レチノール活性当量） (μg)	ビタミンB₁ (mg)	ビタミンB₂ (mg)	ビタミンC (mg)	n-3系多価不飽和脂肪酸 (g)	食塩相当量 (g)
胃腸に優しい麻婆豆腐	53	391	21.1	25.6	38	15.6	1.8	514	157	2.5	2.6	7	0.48	0.20	11	0.54	3.3
豆腐ステーキ	54	295	11.2	17.6	9	20.2	1.3	409	148	1.9	1.1	77	0.14	0.09	11	0.97	1.6
青梗菜入り肉豆腐	55	240	22.8	8.2	40	14.9	1.4	839	175	2.8	2.4	129	0.77	0.30	19	0.33	3.0
ほうれん草と豆腐のキッシュ	56	254	17.6	17.9	268	4.5	1.3	429	167	2.3	1.6	215	0.28	0.39	22	0.54	1.4
豆腐と鮭の落とし焼き	57	375	27.9	25.6	127	5.3	0.6	447	89	2.0	1.5	60	0.19	0.26	1	1.81	1.8
豆腐とアボカドのサラダ	58	204	6.4	18.4	6	4.5	2.5	409	76	1.1	0.8	4	0.10	0.12	6	0.67	0.7
豆腐のとろみ汁	58	76	6.4	4.3	126	2.5	0.1	234	45	0.9	0.6	46	0.08	0.17	0	0.13	1.5
豆腐の卵とじ	59	407	16.8	22.7	253	25.5	1.3	484	135	2.7	1.8	90	0.22	0.36	4	1.20	2.9
豆腐の鶏そぼろあんかけ	60	253	17.7	13.6	41	13.2	1.5	538	111	1.9	1.5	21	0.23	0.19	6	0.56	2.3
豆腐とツナのチャンプルー	61	366	27.5	25.1	268	6.6	3.2	629	188	3.5	2.5	134	0.24	0.46	72	0.65	1.8
卵とトマトのふんわり炒め	62	234	8.8	18.4	262	8.6	1.6	420	44	1.5	1.0	165	0.12	0.30	24	0.77	0.9
卵と小松菜の甘酢炒め	63	321	9.0	22.3	252	15.3	1.3	453	137	3.0	1.0	252	0.10	0.35	24	0.97	1.4
甘酒入りオムレツ	63	274	15.9	18.7	512	8.4	1.4	321	91	2.5	1.8	280	0.11	0.55	23	0.43	1.0
しらすとねぎの卵焼き	64	65	5.9	3.6	146	1.4	0.1	78	44	0.6	0.6	57	0.03	0.14	1	0.12	0.6
茶わん蒸し	64	102	11.4	5.2	201	1.2	0	227	33	1.0	1.0	64	0.07	0.23	1	0.08	0.8

簡単&作り置き野菜のおかず

●簡単おかず

大根と里芋のそぼろ煮	67	174	10.6	6.2	40	16.3	2.7	737	45	1.1	0.9	38	0.11	0.13	20	0.09	1.8
ブロッコリーのホワイトシチュー	68	228	11.4	12.4	50	18.5	4.3	559	103	1.0	1.4	313	0.19	0.28	79	0.23	1.6
キャベツと鶏肉のみそマヨネーズあえ	69	247	16.5	10.8	51	10.5	2.1	467	55	0.8	0.7	12	0.10	0.12	43	0.58	2.0
青梗菜のオイスターソースあえ	70	34	1.2	2.1	0	2.8	0.9	215	73	0.9	0.3	119	0.02	0.06	17	0.03	1.4
パンプキンポタージュ	71	241	7.7	8.8	25	33.5	4.3	769	199	0.7	1.0	407	0.15	0.33	49	0.06	1.5

料理名	掲載ページ	エネルギー (kcal)	たんぱく質 (g)	脂質 (g)	コレステロール (mg)	炭水化物 (g)	食物繊維総量 (g)	カリウム (mg)	カルシウム (mg)	鉄 (mg)	亜鉛 (mg)	ビタミンA (レチノール活性当量) (μg)	ビタミンB_1 (mg)	ビタミンB_2 (mg)	ビタミンC (mg)	n-3系多価不飽和脂肪酸 (g)	食塩相当量 (g)
蒸し野菜の肉みそ添え	72	228	16.1	2.2	36	33.1	3.0	760	39	1.4	0.8	143	0.16	0.13	38	0.15	3.2
春菊のごまあえ	73	48	2.0	1.8	0	7.1	2.2	283	92	1.1	0.3	221	0.07	0.08	10	0.04	0.6
玉ねぎの丸ごと煮	73	182	2.7	9.9	26	21.5	2.0	261	34	0.6	0.4	65	0.05	0.05	10	0.03	2.8

●作り置きおかず

野菜のマリネサラダ	74	134	1.0	10.9	0	7.9	1.6	215	32	0.3	0.2	75	0.04	0.03	22	0.08	0.7
ラタトゥイユ	74	87	2.1	1.9	0	16.4	3.3	458	23	0.6	0.3	193	0.09	0.08	32	0.03	0.6
高野豆腐と野菜のレンジあえ	75	62	2.8	4.8	0	1.5	0.5	66	48	0.6	0.3	72	0.01	0.02	3	0.15	0.4
にんじんとツナのあえ物	75	143	7.9	8.7	13	8.7	1.0	226	14	0.4	0.3	279	0.04	0.05	2	0.56	1.4
キャベツのもみ漬け	76	43	1.0	3.1	0	3.1	0.9	117	23	0.2	0.1	2	0.02	0.02	21	0.01	0.7
長芋と青しその浅漬け	76	54	2.4	0.2	0	10.9	1.8	332	51	0.6	0.4	154	0.08	0.08	8	0.01	1.0

ごはん、めん、パン、間食

オムライス	79	598	22.2	25.1	322	65.7	1.3	465	75	1.8	2.8	171	0.16	0.42	6	0.59	1.8
生ゆばの卵とじ丼	80	474	23.1	13.4	253	59.4	1.5	424	97	3.3	2.8	94	0.17	0.36	4	0.56	2.5
豆腐のクリームドリア	81	558	19.0	27.9	88	54.0	2.0	457	233	1.6	1.8	157	0.17	0.13	27	0.43	2.4
豚肉入りフォー	82	213	12.3	3.4	33	32.8	1.6	372	27	0.8	1.2	31	0.51	0.17	7	0.02	3.4
豆乳そうめん	83	250	9.8	2.7	1	44.9	2.9	406	60	1.8	0.8	6	0.09	0.08	14	0.15	2.2
卵チーズパン	83	353	17.2	18	270	28.8	1.4	151	163	1.6	1.9	138	0.08	0.35	0	0.41	1.6
チーズ入り蒸しパン	84	230	8.1	11.7	67	22.4	0.4	104	171	0.4	0.9	74	0.04	0.16	0	0.33	0.8
豆乳プリン	85	61	4.7	1.9	0	6.3	0.5	220	25	1.2	0.3	0	0.03	0.02	0	0.13	0
フレンチトースト	86	310	11.3	11.3	142	40.2	1.4	207	107	0.9	1.2	89	0.09	0.25	1	0.10	1
ヨーグルトスフレ	86	117	4.9	4.1	111	14.9	0	118	73	0.5	0.5	54	0.04	0.18	1	0.05	0.2
杏仁豆腐	87	170	4.7	3.9	12	29.8	0	155	114	0	0.4	39	0.04	0.15	1	0.02	0.1
さつまいもの茶巾絞り	87	189	2.2	1.4	4	42.3	2.2	527	70	0.6	0.3	14	0.12	0.09	29	0.01	0.1

著者プロフィール

◆病態監修
宮﨑招久（みやざき あきひさ）

順天堂大学医学部教授。
順天堂大学医学部附属練馬病院副院長。
1979年、順天堂大学医学部卒業後、1984年にカナダトロント大学医学部附属小児病院病理学留学。専門分野は消化器疾患、肝臓病。日本消化器学会専門医・指導医、日本肝臓学会専門医・指導医。

◆栄養指導・献立
髙橋德江（たかはし とくえ）

順天堂大学医学部附属練馬病院栄養科課長補佐。1980年、女子栄養大学卒業。順天堂大学医学部附属順天堂医院栄養部を経て、2010年より現職。生活習慣病をはじめとする種々の疾病の栄養相談・栄養管理に従事。共著に『胃・十二指腸潰瘍の安心ごはん』『糖尿病の満足ごはん』『胃・十二指腸潰瘍の人の食事』（女子栄養大学出版部）ほか多数。

◆料理
今井久美子（いまい くみこ）

料理研究家・栄養士

STAFF

本文デザイン　　門松清香
カバーデザイン　　鈴木住枝（Concent,inc）
写真　　松島均
イラスト　　渡邉美里
　　　　　　前田はんきち（P13 食材イラスト）
校閲　　くすのき舎
調理アシスタント　　宮本正子
栄養価計算　　戌亥梨恵
編集・スタイリング　　こいずみきなこ

食事療法おいしく続けるシリーズ
おかずレパートリー
胃・十二指腸潰瘍

2017年11月10日　初版第1刷発行

著　者　宮﨑招久、髙橋德江
発行者　香川明夫
発行所　女子栄養大学出版部
　　　　〒170-8481　東京都豊島区駒込3-24-3
　　　　電話　03-3918-5411（営業）
　　　　　　　03-3918-5301（編集）
　　　　ホームページ　http://www.eiyo21.com
振　替　00160-3-84647
印刷所　凸版印刷株式会社

＊乱丁本・落丁本はお取り替えいたします。
＊本書の内容の無断転載・複写を禁じます。また本書を代行業者等の
　第三者に依頼して電子複製を行うことは一切認められておりません。

ISBN978-4-7895-1863-5
©Akihisa Miyazaki, Tokue Takahashi, Kumiko Imai 2017
Printed in Japan